Dr. med. F. Farrokhzad

Neurodermitis Ekzem

Autoserologe Immunisierung
A-S-I-Therapie-Verfahren

Eine empirische Untersuchung der Behandlung 325 Neurodermitis- und Ekzemkranker in einem Zeitraum von 12 Jahren

Danksagung!

Die Hälfte all der Arbeit, die letzten Endes zu dieser empirischen Auswertung führte, verdanke ich meiner geliebten Ehefrau Karin.

Sie hat mich von Anfang an bei dem Aufbau des Ideenkonzeptes, der jahrelangen Forschung, Prüfung, Beobachtung, Registrierung der Daten, Begleitung der Kranken, und nicht zuletzt mit der Entdeckung der Zusammensetzung ihrer Hautlotion, des Olivans, begleitet, mir in schwierigen Zeiten Hoffnung gemacht und ist eine ständige Stütze gewesen.

Auch während der langen Krankheitszeiten war sie es, die dafür sorgte, daß die Verbindung zur Außenwelt und vor allem zu den Patienten nicht abbrach.

Liebe und Opferbereitschaft kann man am Besten mit ewiger Dankbarkeit begegnen.

Dr. F. Farrokhzad

Der Autor dieser empirischen Arbeit ruft alle dermatologischen Kliniken, insbesondere an unseren Universitäten, auf, die Ergebnisse dieser Therapie, die in diesem Buch dargestellt werden, durch eine Doppelblindstudie zu erhärten.
Wenn der Wunsch vorliegt, werden der Klinik A-S-I-Seren in ausreichender Zahl kostenlos zur Verfügung gestellt.
Ebenso wird das gesamttherapeutische Konzept den behandelnden Ärzten nahegebracht.
Möge eine in dieser Form fertiggestellte Doktorarbeit nicht nur alle Kolleginnen und Kollegen, sondern auch die Krankenkassen in unserem Lande überzeugen, wirksam und kostengünstig jeglicher Form der allergischen Krankheit den Kampf anzusagen.

Dr. F. Farrokhzad

ISBN 3-9806287-1-X

1. Auflage 1998
© Ridder-Verlag, Iserlohn 1998

Alle Rechte vorbehalten.
Nachdruck – auch auszugsweise –
nicht gestattet.
Dies gilt ebenso für Vervielfältigungen,
Übersetzungen, Mikroverfilmung und
für die Verarbeitung mit elektronischen
Systemen.

Hinweis

Eine ausführliche Beschreibung des A-S-I-Therapie-Verfahrens liefert das vom gleichen Autor veröffentlichte Buch

Asthma bronchiale
Neurodermitis
Ekzem

ohne Diät heilbar

erschienen im Ridder-Verlag, Iserlohn.

Bestellkarte am Ende des Buches.

Inhaltsverzeichnis

Teil I – Neurodermitis und A-S-I-Therapie

1	Was ist eine Allergie?	9
2	**Neurodermitis**	11
2.1	Morphologie, Pathologie und Verlauf	11
2.2	Die Ursache der Neurodermitis	14
2.3	Diagnostik	16
2.4	Immuno-Pathogenese	18
3	**Statistik**	19
4	**Die atopische trockene Haut**	22
5	**Etagenwechsel**	25
6	**B- und T-Zellen und das Immunsystem**	27
7	**Psychologie und die Psychosomatik der Neurodermitis**	29
8	**Behandlung von Neurodermitis**	35
8.1	Die schulmedizinische Behandlung	35
8.1.1	Cortison	35
8.1.2	Klimakuren	36
8.1.3	Desensibilisierung	36
8.1.4	Nahrungskarenz	37
8.1.5	Diätformen	39
8.1.6	Immunsuppressiva	39

8.1.7	Bioresonanzgeräte	40
8.2	Homöopathie	40
9	**A-S-I-Serum**	42
10	**Der Wirkungsbeweis des A-S-I-Serums durch Verlaufsbeobachtung**	45
11	**Was heißt „Ohne Diät"?**	46

Teil II – Empirische Auswertung 49

Teil I

Neurodermitis und A-S-I-Therapie

1 Was ist eine Allergie?

Mit dem Wort Allergie bezeichnet man in der Medizin eine intensive Reaktion des menschlichen bzw. tierischen Körpers im Sinne der Bildung von Abwehrstoffen.
Alle Stoffe, sowohl in der Außenwelt, als auch im Körper, die im Rahmen der allergischen Krankheit eine Antikörperbildung auslösen und somit eine allergische Entzündung verursachen, nennen wir Antigene.

Bei der ersten Kontaktaufnahme mit dem Antigen reagiert das Immunsystem noch nicht überempfindlich. Das System wird jedoch sensibilisiert.
Erst bei der zweiten Kontaktaufnahme mit dem selben Antigen kommt es zur Bildung von Abwehrstoffen bzw. Antikörpern, die den Körper bzw. seine Organe krankhaft reagieren lassen.

Die allergische Antigen-Antikörperreaktion führt zur allergischen Entzündung. Diese Entzündung kann jedes Organ des menschlichen Körpers befallen.
Die Antikörperbildung nach dem Kontakt des Körpers mit dem Antigen wird von mal zu mal intensiver. Dies bedeutet, daß im Laufe der Zeit bereits äußerst geringe Mengen eines Antigens in dem inzwischen sensibilisierten Körper eine heftige, entzündliche Reaktion auslösen können.
Die Ursachen der allergischen Krankheit sind ein oder mehrere genetische Informationsfehler, die vererbt werden und zur De-

fektbildung sowohl im entsprechenden Gen als auch im Immunsystem führen.[1]

Diese Ursachen – Defekte im genetischen System – kommen bei allen Autoimmunkrankheiten vor. Bisher versucht die Medizin, die allergische Krankheit und die Autoimmunkrankheiten von ihrem Wesen her voneinander zu unterscheiden. Diese Annahme kann jedoch durch den Einsatz des A-S-I-Therapie-Verfahrens, die Beobachtung von allergischen Patienten über weite Zeiträume und die Feststellung der Qualität der verschiedenen Etagenwechsel nicht mehr aufrecht erhalten werden: Zu oft ist es vorgekommen, daß bei der Immunbehandlung einer Autoimmunkrankheit, wie z. B. eines Fibromyalgiesyndroms bzw. eines chronischen Müdigkeitssyndroms sich die zu behandelnde Krankheit aufgrund der Neutralisierung der autoaggressiven Antikörper besserte, bzw. ganz verschwand, der Patient jedoch einige Zeit später einen Etagenwechsel im Sinne einer leichteren oder heftigeren allergischen Krankheit entwickelte.
Das Gegenteil ist auch oft eingetreten: So kam es im Laufe der immunologischen Behandlung einer allergischen Krankheit oft vor, daß die Allergie ausheilte und nach einigen Monaten in Form eines Etagenwechsels eine echte Autoimmunkrankheit wie z. B. Muskelrheumatismus, Gelenkbeschwerden wie bei einer Arthritis oder kurzzeitig aufkommende neurologische Ausfälle wie z. B. Paresthesien, auftrat.

Das Zustandekommen und der Ablauf der Autoimmunkrankheiten einschließlich der allergischen Krankheiten ist bis heute noch nicht in allen Einzelheiten geklärt. Es gilt als sicher, daß neben Histamin, aggressiven Antikörpern sowie Immun-

---

1   Eine amerikanische Firma behauptet, ein Gen gefunden zu haben, das zumindest für allergische Krankheiten mitverantwortlich ist.(4)

komplexen noch eine ganze Reihe von anderen Eiweißstoffen, die zum Teil schon entdeckt sind (Mediatoren), bei diesen Krankheiten eine Rolle spielen.

2 Neurodermitis

2.1 Morphologie, Pathologie und Verlauf

Neurodermitis ist bereits von Besnier 1882 als eigenständige Krankheit beschrieben und gegen andere Ekzemkrankheiten abgegrenzt worden.(1) (*Literaturangaben am Ende des Buches*). Die Krankheit hat inzwischen verschiedene Namen bekommen; außer Neurodermitis wird sie auch Atopisches Ekzem, Konstitutionelles Ekzem oder Endogenes Ekzem genannt.

„Es handelt sich bei der Neurodermitis nicht um eine Hauterkrankung im engsten Sinne des Wortes: Ganzheitliche Diagnostik und Therapiekonzepte sind gefragt".(7) [2]

Neurodermitis kann praktisch in jedem Lebensalter auftreten, kommt jedoch gehäuft im Kleinkind-, Kindes- und Jugendalter vor. Sie ist vererbbar; fast regelmäßig findet man in der Familienanamnese allergische Krankheiten oder andere Autoimmunkrankheiten.

In der Praxis findet man sehr oft einen Übergang des sogenannten Milchschorfes in Neurodermitis, wobei der Milchschorf kurz nach der Geburt beim Neugeborenen auftritt und innerhalb kurzer Zeit (2 Wochen bis ein paar Monate) in Neurodermitis übergeht. Dabei heilt der Milchschorf in der Regel aus. Seltener taucht der Milchschorf später in Form eines Kopfhautekzems wieder auf.

---

[2] Es ist erfreulich, daß die Dermatologie bei der Behandlung von Neurodermitis ganzheitliche Wege geht. Der massive Erfolg des A-S-I-Therapie-Verfahrens belegt eindeutig die oben erwähnte Aussage.

Shineshoni stellt fest: „Die immunologische Revolution erfolgte 1996, als man bei ungeborenen Kindern bereits Antikörper fand [...]. Diese Antikörper werden zwischen dem 3. und 6. Lebensmonat gebildet."
Er beschreibt weiter, daß bei Säuglingen eine vorhandene bzw. erworbene Durchlässigkeit der Darmwände für große Moleküle bei Neurodermitis eine wesentliche Rolle spielt.(7) Hier stellt sich die Frage, ob einer seelischen bzw. immunologischen Autoaggression einer schwangeren Frau gewisse krankheitsauslösende Momente beim Embryo zukommen.

Bei der Neurodermitis handelt es sich um eine ekzemähnliche Hautentzündung (ekzematoide Dermatitis), die, von erheblichem, zuweilen unerträglichem Juckreiz begleitet, mit Vorliebe bestimmte Körperregionen befällt.
Vornehmlich Kniekehlen und Ellenbeugen, Hals und Nacken, die Haut hinter den Ohren, etwas seltener Ober- und Unterschenkel und die Arme sind betroffen. Darüber hinaus kann sie auch jeden anderen Körperteil befallen. Nicht selten ist die gesamte Körperhaut, einschließlich der Kopfhaut, von dieser Entzündung erfaßt.
Bei Kindern kommt durch das ständige Kratzen häufig eine bakterielle Superinfektion der neurodermitischen Areale vor, die zu Geschwür- und Eiterbildung führt.
Bei der Eiterbildung sind häufig Streptokokken und Staphylokokken beteiligt. Auch Infektionen mit Warzenviren und Herpesviren treten auf.

Die atopische Dermatitis zeigt keine spezifischen Hauterscheinungen, keine sicheren histologischen Kriterien und keine charakteristischen Laborkennzeichen.(1) In 80 % der Fälle ist der IgE-Wert (IgE = Immunglobin E) erhöht. Ein normaler IgE-Wert schließt eine Neurodermitis nicht aus.

Kerekjaro schreibt: „Seit den Veröffentlichungen von BLALOCK (1984) ist gut belegt, daß die Thymusdrüse für die Ausdifferenzierung des Gehirns hauptsächlich in seinem endokrinen System eine große Rolle spielt [...]. Verschiedene Organe des Immunsystems sind involviert, so daß eine direkte neurale Einwirkung auf das Immunsystem anzunehmen ist. Es besteht ein direkter Informationsaustausch zwischen den beiden Systemen".(8)
Diese Aussage geht mit der Annahme des Autors einher, daß psychische Prozesse bei der Entstehung und Unterhaltung von allergischen und Autoimmunkrankheiten eine wesentliche Rolle spielen.
Eine Verifizierung dieser Annahme hätte für die Therapie aller Autoimmunkrankheiten eine erhebliche Konsequenz:

Immuntherapien bei Autoimmunkrankheiten ohne begleitende Psychotherapie sind nur halbe Therapien.

Das Unterlassen der psychotherapeutischen Behandlung bzw. Begleitung würde dann bei der Rückfälligkeit der Autoimmunkrankheiten erhebliche Auswirkungen haben.

Das Erscheinungsbild der Neurodermitis

Die Neurodermitis hat kein einheitliches Erscheinungsbild.
In der Jugendzeit und im Erwachsenenalter können sich in der Haut Knötchen (Papeln) bilden. Ebenso oft findet man durch Chronifizierung verdickte Hautstellen (Lichenification), die besonders stark jucken. Die Lichenification kann auch die spätere Folge vorausgegangener papulöser Ekzemveränderungen der Haut sein.

Neurodermitis ist öfter mit Asthma bronchiale, Heuschnupfen, Hand- bzw. Fußekzemen und neurologischen Symptomen kombiniert. Es treten Symptome wie Müdigkeit, krankhafte Schweißausbrüche, Gereiztheit, Aggressivität bzw. Depressivität etc. auf. Die Krankheit verläuft phasisch, kann während der Kindheit abheilen oder zunächst abheilen, um später im Erwachsenenalter erneut als Neurodermitis oder auch sehr häufig als Asthma bronchiale wieder aufzutreten (siehe Etagenwechsel).

Durch das A-S-I-Therapie-Verfahren ist deutlich geworden, daß die allergische Diathese mit anderen Autoimmunkrankheiten verwandt ist. Es wurde festgestellt, daß während der Langzeittherapie einer Neurodermitis häufig Autoimmunkrankheiten in Form von Etagenwechseln auftreten und nach einer Weile ausheilen.

Die Immunologie geht bis heute davon aus, daß die allergische Krankheit eine andere Genese hat wie Autoimmunkrankheiten. Die Feststellung, daß es sich bei der allergischen Diathese und der Gruppe der Autoimmunkrankheiten um *eine* Familie handelt, ist neu und steht dazu im Gegensatz. **Die neue Beobachtung impliziert auch, daß die Therapie von allergischen und Autoimmunkrankheiten ähnlich sein muß.** Das soll in diesem Buch bewiesen werden.

2.2 Die Ursache der Neurodermitis

Die Ursache der Neurodermitis ist multifaktoriell. Neben vererbten Immundefekten, die über eine Immunstörung die Neurodermitis auslösen können (z.B. im frühen Säuglingsalter), kommen weitere krankheitsauslösende und -unterhaltende Faktoren in Frage:

- Umweltgifte
- chronischer körperlicher Streß
- seelischer Streß
- physiologische Störungen
- Stoffwechselstörungen
- Nahrungsmittelallergien
- Unverträglichkeit von Kleidung
- u. a.

Verdrängte, negative Emotionen können ebenfalls als Mitursachen bzw. Auslöser eine Rolle spielen. Fest steht jedoch, daß Hauptursache der Neurodermitis ein Immundefekt ist. Ein oder mehrere Immundefekt(e) sind durch Informationsfehler auf der genetischen Schiene entstanden. Ohne den vererbbaren Immundefekt gibt es keine allergische Diathese.[3] Eine psychogene Allergie (z. B. psychogenes Asthma) gibt es nicht.

Die Kombination von Neurodermitis und **Asthma bronchiale** bzw. der Wechsel vom atopischen Ekzem zum Asthma auf dem Wege des Etagenwechsels beschäftigt zur Zeit die Pädiatrie. Carl-Peter Bauer berichtet von einer großen Studie (ETAC-STUDIE)[4]. Hier wird versucht, durch frühzeitigen Einsatz von Ceterizin den Etagenwechsel zum Asthma bronchiale zu verhindern (Studie bei 817 Kindern).(2)

---

3   Bei der Erhebung der Familienanamnese von Allergikern findet man zwar nicht immer allergische Krankheiten in der Blutsverwandtschaft, forscht man jedoch genauer nach, so stößt man regelmäßig auf das Vorhandensein von Autoimmunkrankheiten bzw. Krebs.

4   Early Treatment of the Atopic Child.

Da das A-S-I-Therapie-Verfahren in der Lage ist, Etagenwechsel genauso wie die ursprüngliche Immunstörung erfolgreich anzugehen bzw. für Beschwerdefreiheit zu sorgen, werden meines Erachtens solche Untersuchungen bald der Vergangenheit angehören.
Der Autor hält es zu diesem Zeitpunkt für viel wichtiger, mit großen Doppelblindstudien zu beginnen, um festzustellen, inwieweit das A-S-I-Serum und seine Weiterentwicklungen (z. B. das Colitis-Serum) in der Lage sind, Autoimmunkrankheiten zu heilen. Da es sich hierbei um ein neues Therapieverfahren handelt und die Entwicklung dieser Behandlungsart noch in den Kinderschuhen steckt, werden Verbesserung und Weiterentwicklung des Therapieverfahrens die Schulmedizin nach und nach in die Lage versetzen, auf die Anwendung von Immunsuppressiva bei der Behandlung von Autoimmunkrankheiten zu verzichten.

Neben der Behandlung der allergischen Diathese bietet sich an erster Stelle Morbus Crohn und Colitis ulcerosa für die Behandlung auf dieser Ebene der Immuntherapie an. So sind im Laufe der vergangenen 12 Jahre einige Colitisfälle mit Erfolg behandelt worden (das Serum wurde inzwischen weiterentwickelt).

2.3 Diagnostik

Die Diagnose muß aufgrund klinischer Symptome gestellt werden, zumal sie zu Beginn der Krankheit recht schwierig ist. Neurodermitis kann in Form eines generalisierten allergischen Ekzems beginnen, das oft in den ersten Tagen wie ein Röteln-Exantem aussieht. Es gibt auch weitere Erscheinungsformen, die den Arzt anfangs täuschen können. In seltenen Fällen sieht die atopische Dermatitis wie klassische Windpocken aus. Sie

befällt auch das Gesicht und geht mit unerträglichem Juckreiz einher. In der Regel beginnt die Krankheit jedoch in Form eines Exanthems in den Kniekehlen, in den Ellenbeugen, in der Hals- und Nackenregion, manchmal auch an den Augenlidern.
Bei Neugeborenen ist der vorausgegangene Milchschorf hinweisend. Sehr hilfreich ist die Familienanamnese, denn hier finden sich verschiedene Formen von Allergien bzw. Autoimmunkrankheiten.
Bei chronischer Neurodermitis bzw. bei Lichenification ist ein großer Allergietest oft **negativ**.[5]
Bei der Laboruntersuchung ist der IgE-Wert oft häufig erhöht. Das ist jedoch ebenso wie die RAST-Untersuchung, die einen spezifischen antigenbezogenes IgE-Antikörper sucht, kein deutlicher Beweis für diese Krankheit.[6]
Der IgE-Spiegel kann übrigens auch oft ohne Neurodermitis, z. B. bei der atopischen, trockenen Haut erhöht sein.

Neurodermitis verläuft in Schüben; der Schub wird häufig nach Verzehr von Nahrungsmitteln ausgelöst, die unverträglich sind.

Hier ist das atopische Ekzem mit einer Nahrungsmittelallergie gekoppelt.[7] Ein Schub kann auch nach seelischem Streß, insbesondere bei vorausgegangenen, chronisch verdrängten Schuldgefühlen, Autoaggressionen (Wut auf sich selbst), sehr häufig

---

5   Sehr oft ist der Allergietest vor Beginn der A-S-I-Therapie negativ. Nach der spezifischen Hautpflege und 8-12 Wochen Serumeinnahme oder nach dem Auftauchen eines Etagenwechsels wird der Pricktest oft positiv!

6   Der IgE-Wert ist oft erhöht. Er kann jedoch auch gänzlich fehlen! Je höher der IgE-Spiegel im Blut, desto wirksamer ist das A-S-I-Serum!

7   Das A-S-I-Therapie-Verfahren ist bei einer Nahrungsmittelallergie genauso wirksam wie bei Neurodermitis und Asthma bronchiale. Sehr oft kann jegliche Diät abgesetzt werden.

bei Liebesverlust (z. B. Trennung vom Partner im jugendlichen Alter), Angstzuständen, Hoffnungslosigkeit etc. eintreten.
In der Psychotherapie werden regelmäßig während eines Schubes solche unerträglich gewordenen Emotionen gefunden. Häufig bestätigen Patienten, daß neurodermitische Schübe kurz nach oben erwähnten emotionalen Prozessen, insbesondere nach abgelaufener Autoaggression auftreten.(3)

Mütter berichten bei ihren neurodermitischen Kindern über starke Klammerung sowie über fast regelmäßig auftretende neurologische Erscheinungen: Depressivität, Zurückgezogenheit, Gereiztheit, Aggressivität, manchmal Zerstörungswut und Hilflosigkeit.[8]
Blutige Kratzstellen auf dem ganzen Körper weisen auf die Autoaggressivität hin und sind typisch für die Krankheit.[9] Während eines ablaufenden neurodermitischen Schubes spielt die Autoaggression eine große Rolle. Es besteht ein Teufelskreis zwischen Juckreiz – Wut – Autoaggression.
Wie bereits erwähnt, gibt es für neurodermitische Kinder zwei Möglichkeiten, der Autoaggression ein Ende zu setzen: sich blutig kratzen oder das Aufsuchen des Elternbettes in der Nacht, was unmittelbar zur Beruhigung des Kindes führt.

2.4 Immuno-Pathogenese

Es besteht eine Relation zwischen der Höhe des IgE-Spiegels und der Schwere der Krankheit. Häufig ist die Neurodermitis mit Asthma bronchiale gekoppelt. Auffallend ist die Beziehung

---

8 Kinder suchen die Eltern im Ehebett auf und können erst dort zur Ruhe kommen und einschlafen.

9 Das Kind kommt für eine Weile zur Ruhe, nachdem es sich blutig gekratzt hat. Diese Ruhephase ist kein Hinweis auf das Fehlen von Juckreiz, sondern vielmehr auf die Beruhigung der Autoaggression.

der Neurodermitis zur allergischen Sofortreaktion.(1) Dieser Umstand ist immunologisch noch ungeklärt. Hohe IgE-Spiegel können weiter bestehen bleiben, auch wenn die Hautsymptome nicht mehr vorhanden sind!(1)
In der Epidermis werden vermehrt T_H-2 Zellen sowie dendritische Langerhanszellen[10] gefunden, die unterschiedlich viele IgE-Rezeptoren bilden.(1)
Die Zahl natürlicher Killerzellen und die Supressorzellaktivität sind herabgesetzt. Im Stoffwechsel ist der Metabolismus der ungesättigten Fettsäuren gestört; die Homo-Gamma-Linolensäure und Arachidonsäure sind vermindert.[11]

3 Statistik

Wegen der ständigen prozentualen Zunahme von Allergien aller Art, insbesondere von Neurodermitis, Pseudokrupp, Kinderasthma, Nahrungsmittelunverträglichkeit und anderen, liegen voneinander sehr abweichende Statistiken vor.

Während J. Knopp und A. Enk die Häufigkeit der Neurodermitis bei der deutschen Bevölkerung mit 0,5 bis 3,5 % angeben,(1) spricht die Zeitschrift Stern von 15 % Neurodermitikern in Deutschland.(4) Dort wird z. B. auch behauptet, daß 8,9 % aller Hanseaten Asthmatiker sind.

In den Tageszeitungen sind ebenfalls verschiedene Zahlen anzutreffen: 12 % der Auszubildenden in der Bundesrepublik Deutschland müssen ihre Ausbildung wegen Allergien verschie-

---

10 Langerhanssche Zellen sind dendritische Zellen mit vielen langen Fortsätzen. Auf diesen Fortsätzen bieten sie Antigene an. Wahrscheinlich sind diese Zellen mit anderen dendritischen Zellen des Immunsystems verwandt. Langerhanszellen sind in der Haut – in Relation zu den dendritischen Zellen im Körper – überproportional vertreten.

11 Gammalinolensäure und Arachidonsäure werden zur Zeit häufig alternativ bei der Behandlung der multiplen Sklerose eingesetzt.

denster Art aufgeben.(5) Aus derselben Quelle erfährt man, daß bereits jeder dritte Deutsche bis zum Jahr 2000 Allergiker sein wird.

Allergien nehmen unzweifelhaft zu. Als Ursache dieser Zunahme werden viele Vermutungen geäußert. Es geht soweit, daß Zeitschriften sogar die Körperhygiene als Allergieursache nennen.(4)
Ebenso wird angeführt, daß der prozentuale Anteil an Allergikern der früheren DDR-Bewohner aufgrund weniger praktizierter hygienischer Maßnahmen geringer gewesen sei als in Westdeutschland. Selbstverständlich hat diese Behauptung keinerlei wissenschaftliche Grundlage. Es mag sein, daß die atopische trockene Haut bei übermäßigen hygienischen Maßnahmen wie z. B. lange Zeit in der Badewanne liegen, dreimal täglich duschen, Verwendung von nicht weiter untersuchten Körperpflegemitteln etc. mit etwas mehr Juckreiz reagiert. Aber diese erwähnten Faktoren können in den seltensten Fällen eine Neurodermitis auslösen.

Der Autor konnte feststellen,(3) daß eine häufige Verbindung zwischen psychischen Faktoren – insbesondere der Autoaggressivität – und Allergien bzw. Autoimmunkrankheiten besteht.[12]

Leider sind zur Zeit die Therapiedauer und die Anzahl der behandelten Patienten (kombinierte Immun- und Psychotherapie bei Allergikern) noch zu gering, um hier exakte Daten vorzulegen.[13]

---

12 Diese Relation ist dem Autor erst in der allerletzten Zeit durch die psychotherapeutische Langzeitbehandlung von Patienten mit schwerer Allergie (IgE!) und häufigem Etagenwechsel aufgefallen.

13 Da für die A-S-I-Therapie eine große Feldstudie geplant ist, hoffe ich, daß diese Feststellung in naher Zukunft wissenschaftlich nachgewiesen werden kann.

Was die neuen Bundesländer betrifft, so war es nur eine Frage der Zeit, daß nach dem Fall der Mauer dort eine gewisse „Verwestlichung" eintrat, die auf die Entwicklung der Allergien, insbesondere der Neurodermitis, ihre Wirkung hat.
Zu diesem Punkt schreibt Shinishoni: „Die Prävalenz von atopischen Erkrankungen in der Bevölkerung steigt ständig. In der Neurodermitishäufigkeit hat der Osten – noch Anfang der 90er Jahre deutlich weniger betroffen – den Westen inzwischen eingeholt, was vor allem alimentäre Gründe haben dürfte."(7)
Dieser Autor berücksichtigt zwar die Nahrungsumstellung der ostdeutschen Bevölkerung, geht jedoch nicht weiter darauf ein, inwieweit die Veränderungen der sozialen Verhältnisse, die sich im psychischen Bereich stark negativ auswirken, eine weitere Ursache dieser Allergiezunahme sein könnte.

Die Westfälische Rundschau berichtet darüber, daß zur Zeit jedes 10. Neugeborene in der Bundesrepublik Deutschland mit Milchschorf auf die Welt kommt und später eine Neurodermitis entwickelt.
Eine ähnliche Entwicklung dürfen wir auf dem Gebiet der Infektanfälligkeit mit Übergang zu Pseudokrupp und späterem Asthma vermuten.
Kuzemko spricht davon, daß 5 % aller Kinder in Deutschland Neurodermitiker sind. Derselbe Autor will festgestellt haben, daß 60 - 80 % der Kinder bei Hautempfindlichkeitstests positive Reaktionen auf verschiedene Lebensmittel und andere Allergene zeigen.(16)

Der Autor dieses Buches möchte hier feststellen, daß, wie im vorliegenden Bericht dargestellt, das A-S-I-Therapie-Verfahren bei Neurodermitis, Asthma bronchiale sowie Nahrungsmittelallergie in den ersten Lebensjahren besonders wirksam ist. Natürlich können diese Krankheiten auch beim Erwachsenen behandelt und Beschwerdefreiheit erzielt werden. Es ist jedoch auffällig, daß Säuglinge und Kleinkinder schon innerhalb von einigen Monaten auf das A-S-I-Serum mit Beschwerdefreiheit reagieren. Der Grund könnte das Fehlen von chronischen, negativen Emotionen und die unbewußte Abwehr solcher Emotionen sein. Gerade bei Säuglingen, bei denen das Bewußtsein noch un- bzw. unterentwickelt ist, tritt die Wirkung des A-S-I-Serums am schnellsten ein.

Der Autor hofft, daß die Schulmedizin diese Plage der Menschheit bald erfolgreich in den Griff bekommen wird, zumal das A-S-I-Therapie-Verfahren ohne Nebenwirkungen ist und jeden Etagenwechsel aus der Welt schaffen kann.

An dieser Stelle sind die Krankenkassen aufgerufen, nach genauer Prüfung dieses neuen Therapiekonzeptes die Therapiekosten zu übernehmen und diese Therapie dadurch der gesamten Bevölkerung zugänglich zu machen.

4 Die atopische trockene Haut

Unter atopischer trockener Haut verstehen wir eine vererbbare Hauttrockenheit, die Juckreiz verursachen kann. Die atopische trockene Haut geht ebenso auf einen Immundefekt zurück wie die Neurodermitis selbst. Darin ist sie mit der Neurodermitis verwandt.

Sehr oft wird beobachtet, daß vor dem Ausbruch einer Neurodermitis viele Jahre atopische trockene Haut bestanden hat. Diese Form der trockenen Haut kann starken Juckreiz auslösen, wie er auch bei Neurodermitishaut auftritt. Das aggressive Kratzen der daran leidenden Menschen erinnert an Neurodermitiker. Wenn die trockene Haut oft bzw. kräftig gekratzt wird, reagiert sie mit einer deutlichen Rötung, die bei weiterem Kratzen (bei Kleinkindern) zu Hautverletzungen, Superinfizierung und Eiterbildung im Sinne einer eitrigen Dermatitis führen kann.

Angesichts der Häufigkeit schwerer allergischer Krankheiten nimmt die Schulmedizin zur Zeit noch keine deutliche Notiz von der atopischen trockenen Haut.

Bei der atopischen Haut ist die Talgdrüsensekretion und die Versorgung der Hautoberschicht mit Talg gestört. Die Ursache liegt wahrscheinlich darin, daß im Verhältnis zur normalen Haut zu wenig Talgdrüsen vorhanden sind.
Außerdem ist in der Hornschicht zu wenig Feuchtigkeit vorhanden. Wir wissen, daß die Hornschicht von ihrer Natur her zu Trockenheit neigt. Deswegen sorgt die *normale* Haut ständig dafür, daß durch Talg und Schweißsekretion bestimmte Feuchtigkeitsbindemittel in die Hornschicht abgegeben werden. Die Feuchtigkeitsbindemittel sind in der Lage, einerseits eine Verbindung mit den Hornzellen aufzunehmen und andererseits Wasser zu speichern. Eben dieser Vorgang ist in der atopischen trockenen Haut gestört; Feuchtigkeitsbindemittel sind nicht ausreichend vorhanden.
Übertriebene Hautpflege mit fettreichen Cremes und Lotionen kann dazu führen, daß im Laufe der Zeit viele Talgdrüsen ihre Arbeit einstellen. Dies führt zu einer künstlich herbeigeführten Hauttrockenheit, die alle Merkmale der atopischen trockenen Haut zeigt.
Die kosmetische Industrie verspricht den Konsumenten oftmals, daß trockene Haut durch Anwendung von Ölen normalisiert werden kann. Den Menschen (in erster Linie Frauen, allerdings in letzter Zeit auch Männern) wird vorgemacht, es sei angezeigt, trockene Haut mit Fett zu behandeln. In einer Zeitschriftenanzeige findet man unter Benennung irgendwelcher exotischer Formen der Hautpflege den Vorschlag, die Frauen könnten mit einer täglichen Ganzkörpermassage mit Sesamöl „Liebesgefühl" und „Glücksgefühl" erfahren und dafür sorgen, daß die Hauttrockenheit behoben wird. Solche Werbungen werden heute so gestaltet, daß der Leser oft gar nicht mehr zwischen Wer-

bung und redaktionellem Teil (z. B. einer Zeitschrift) unterscheiden kann.(10)
Zuviel Fettzufuhr macht die Talgdrüsen träge und führt letzten Endes zu ihrer Atrophie, so daß die zunehmende Trockenheit der Haut zu noch mehr Fettkonsum führt.[14]

Das wichtigste Feuchtigkeitsbindemittel in der Hornschicht der Haut ist der Harnstoff. Die juckreizstillende Wirkung dieses Stoffes ist mit großer Wahrscheinlichkeit auf die Feuchtigkeitsbindung zurückzuführen.
Außerdem gibt es auch andere biochemische Substanzen[15], die durch die Talg- und Schweißdrüsen an die Hornhaut abgegeben werden, die die gleiche Funktion erfüllen.
Feuchtigkeitsbindemittel werden durch Wasser von der Haut abgewaschen. Die atopische trockene Haut kann bei häufigem bzw. lang dauerndem Kontakt mit Wasser diese Substanzen nicht in ausreichender Menge nachliefern, so daß die Haut letzten Endes noch trockener wird.
Der Vorschlag der Arzneimittelindustrie, die Neurodermitishaut mit Glyzerin und Paraffin während eines Vollbades zu behandeln, hat nicht den gewünschten Effekt. Die beruhigende Wirkung des Bades ist in erster Linie auf dem psychischen Sektor zu suchen!
Jede Neurodermitis geht mit einer atopischen, trockenen Haut einher. Nach Abheilen der Neurodermitis durch die A-S-I-Therapie bleibt die atopische trockene Haut weiter bestehen und kann durch Juckreiz ein Auslöser für neue Neurodermitisschübe werden.[16] Das ist der Grund, warum auch nach ausgestandener

---

14 Der Umsatz der kosmetischen Industrie in Deutschland liegt in den letzten Jahren jährlich über 9 Milliarden DM. Wieviel davon auf Fettcremes fällt, kann ich nicht abschätzen.

15 NMF = Natural moisturising factors (Feuchtigkeitsbindemittel).

16 Der Juckreiz ist ein Schubauslöser erster Priorität.

Neurodermitis die Hautpflege mit harnstoffhaltiger Hautpflegelotion unbedingt auf lange Sicht weiter praktiziert werden muß.[17]
Die trockene Haut erholt sich wesentlich rascher, wenn die Haut mit Lotionen, die reichlich Feuchtigkeit und Feuchtigkeitsbindemittel (NMF) enthalten, behandelt und der Kontakt mit Wasser auf ein Minimum reduziert wird!

Bei Kindern mit atopischer trockener Haut kann durch regelmäßige Hautpflege der Ausbruch einer Neurodermitis verhindert werden.

5 Etagenwechsel

Eine Immunstörung, die zur Bildung von autoaggressiven Antikörpern führt, kann verschiedene Körperorgane angreifen.
Jedes betroffene Organ wird von einer anderen Form der Autoimmunkrankheit attackiert.
Unter Etagenwechsel versteht man das Phänomen, daß ein immunopathisch krankes Organ ohne sichtbare äußere Ursache ausheilt, und die autoaggressiven Antikörper entweder unmittelbar danach oder nach einiger Zeit ein anderes Organ angreifen und dort eine andere Krankheit verursachen.

Ein Beispiel ist der sehr häufig auftretende Übergang von Milchschorf zu Neurodermitis.

---

17 Aus der Erfahrung des Autors: Die Hautpflege muß nicht täglich durchgeführt werden. Wichtig ist, daß das Baden in der Badewanne nicht erlaubt ist und alle 3 Tage einmal geduscht werden sollte (danach Körperpflege wie oben). Pflanzliche Öle können ebenfalls aufgetragen und die Haut danach abgeduscht werden.

Viele Menschen, die als Kind Neurodermitis hatten, die dann im Jugendalter ausheilte, entwickeln später plötzlich ein Asthma bronchiale.
Bei der Neurodermitis können wir beobachten, daß diese Hautkrankheit ihre Erscheinungsform von Schub zu Schub verändern kann. Dies ist nicht obligatorisch, wird jedoch von den meisten Neurodermitikern bei genauer Anamneseerhebung angegeben.

Während des A-S-I-Therapie-Verfahrens wird regelmäßig beobachtet, daß nach Abklingen des großen Schubes und einem kürzeren bzw. längerem gesunden Intervall neue Schübe auftreten, in denen sich das Erscheinungsbild des Exanthems bzw. des Ekzems völlig verändert hat.
Auch hier muß von einem Etagenwechsel gesprochen werden. Autoaggressive Antikörper mit bestimmter biochemischer Zusammensetzung und Oberflächenstruktur können nur **einen** bestimmten Krankheitsbefund verursachen. Sobald der Befund anders wird, müssen wir davon ausgehen, daß bereits ein Etagenwechsel stattgefunden hat und es zur Bildung neuartiger aggressiver Antikörper gekommen ist, die das neue Ekzembild bestimmen.

Der Etagenwechsel zwischen einer allergischen und einer Autoimmunkrankheit ist üblich. Die Schulmedizin geht, wie erwähnt, bisher davon aus, daß die allergische Diathese und die Autoimmunkrankheiten bzw. die sogenannten „echten psychosomatischen Krankheiten" zwar beide immunologisch bedingt sind, jedoch zwei verschiedene Gruppen bilden. Das A-S-I-Therapie-Verfahren hat aber den Nachweis erbracht, daß es sich um eine einzige, große Krankheitsfamilie handelt, die eine Immunstörung zur Ursache hat.
Etagenwechsel zwischen allergischer Diathese und Autoimmunkrankheit beobachtet man während der A-S-I-Therapie

häufig, wobei die Erkrankung nach dem Etagenwechsel nach dem selben Verfahren zu behandeln ist, wie die ursprüngliche Hauptkrankheit.

Vom Etagenwechsel wird auch in der Homöopathie und Phytotherapie berichtet. Die Ursache des Etagenwechsels ist nicht abschließend geklärt. Eine Theorie darüber hat der Autor bereits veröffentlicht.(3)
Da die Schulmedizin erst in letzter Zeit auf den Etagenwechsel aufmerksam geworden ist, bleibt es der Zukunft überlassen, inwieweit dieses Phänomen bei anderen Krankheitsbildern, z. B. akuten Krankheiten und anderen Krankheiten, die man bisher nicht als Autoimmunkrankheit erkannt hat, eine Rolle spielt.

6 B- und T-Zellen und das Immunsystem

An dieser Stelle kann nicht auf alle immunologischen Erkenntnisse eingegangen werden, die heute den Medizinern zugänglich sind. Dies würde den Rahmen dieser Arbeit sprengen. Nur in Kürze sei auf humorale bzw. zelluläre Immunreaktionen hingewiesen, die bei dieser Arbeit von Interesse sind.

Neben einigen anderen Blutzellen sind die Lymphozyten die wichtigsten Zellen des Immunsystems, die Antigene erkennen und darauf reagieren. Sie machen die Spezifität immunologischer Reaktionen aus.(1) Jedes reife B-Lymphozyt reagiert spezifisch auf ein einziges Antigen. Die Antikörper produzierende B-Zelle fängt an, sich zu vermehren, wenn die Rezeptoren ihrer plasmatischen Membran genau auf das Antigen passen (Schlüssel-Schloß-Prinzip).
Sobald das Antigen auf die B-Zelle mit dem passenden Rezeptor trifft, beginnt diese B-Zelle, sich rasch zu vermehren (Klon)

und den entsprechenden Antikörper gegen das Antigen zu bilden.
Antikörper gehören zur Globulin-Fraktion des Serums. Die Antigenantikörperreaktion kann nur in einer Flüssigkeit stattfinden, daher nennt man die Art dieser Form von Abwehr *humorale Immunität.* Zu diesen biochemischen Vorgängen gehören natürlich auch sogenannte Effektor-Systeme, wie z. B. Komplement.(1)

Da Antigene auch direkt zur Vermehrung von Zellen führen, die sich dann direkt gegen die Antigene richten, ohne daß Effektor-Systeme oder Antikörper beteiligt sind, bezeichnet man diese Art von Abwehr als *zelluläre* oder *zellvermittelte Immunität.*

Bei der Entstehung und Differenzierung von T-Zellen spielt die Thymusdrüse eine entscheidende Rolle. 60 bis 80 % der Lymphozyten bestehen aus T-Zellen, die sich in der Blut- und Lymphbahn sowie anderen spezifischen Orten aufhalten (insbesondere im lymphatischen System). Dort finden sich auch die B-Zellen, die hauptsächlich im Knochenmark entstehen. Die zirkulierende Menge der B-Zellen beträgt ca. 10 bis 15 % der Menge der Lymphozyten.

Die B-Zellen sind für die humorale Abwehr verantwortlich. Sie wandeln sich nach Bindung eines Antigens zu Plasmazellen, die Antikörper sezernieren.
T-Lymphozyten sind vorwiegend für die zelluläre Abwehr verantwortlich. Sie regulieren die gesamte Immunreaktion, können zytotoxisch werden oder Mediatoren produzieren.[18] Neben B- und T-Zellen finden wir natürliche Killerzellen wie dendritische Zellen. Die Aufgabe der dendritischen Zellen ist in erster Linie

---

18 Ausführlich beschrieben von K. Resch unter D. Gemsa in „Immunologie", 4. Auflage, Thieme-Verlag.

Antigenrepräsentation; sie sind wahrscheinlich, wie schon erwähnt, mit den Langerhanszellen der Haut verwandt. Die ausgeprägte Immunreaktivität der Haut ist durch die Langerhansdendritischen Zellen bedingt.

Das Alter der B-Zellen steigt parallel mit dem Älterwerden des Menschen. Bei Kindern hat eine B-Zelle ein Alter von ca. 2 Monaten; nach dem 50. Lebensjahr kann ein B-Lymphozyt bis zu 30 Jahre alt werden.

7 Psychologie und die Psychosomatik der Neurodermitis

Die Neurodermitis bewirkt in der nonverbalen Lebensphase, d. h. von Geburt an bis zu ca. 2 $^1/_2$ Jahren, daß beim Erkrankten ein Leben lang eine sogenannte narzißtische Kränkung vorliegt. Der permanente Juckreiz verhindert im Laufe der ersten Lebensjahre (bis zum 10. Lebensjahr) die Entwicklung differenzierter Affekte. Der jugendliche Neurodermitiker neigt zu den sogenannten Globalaffekten.[19] Negative Globalaffekte werden in erster Linie von der narzißtischen Kränkung ausgelöst und enden in Autoaggression und Schuldgefühlen.
Viele Neurodermitiker können während einer Affektdifferenzierungsübung keinerlei Gefühle bzw. Emotionen äußern. Nach langer Suche und Schweigen beschreiben diese

---

19 Globalaffekt: Viele verschiedene Emotionen bilden ein assoziatives Konglomerat, d.h. sie haften assoziativ aneinander und werden stets als ein Affekt erlebt. In der Psychotherapie können Globalaffekte bei Affektdifferenzierungsuntersuchungen und -übungen leicht herausgefunden werden. Globalaffekte sind keine Domäne der Neurodermitis. Sie kommen auch bei anderen Neurosen vor. Globalaffekte sind in der Psychotherapie daran zu erkennen, daß die Patienten sich entweder „total gut" oder „sehr schlecht" fühlen. Bei näherer Befragung können die Patienten die von ihnen verwendeten Ausdrücke weder deuten noch differenzieren.

Kranken eher körperliche Empfindungen.[20] Diese Beobachtung zeigt, daß einzelne Emotionen durch den permanenten Juckreiz etc. gar keine Chance hatten, sich zu entwickeln und sich nun hinter körperlichen Empfindungen verbergen.

Aufgabe der Psychotherapie ist hier vor allem:

1. Die Entwicklung einer *positiven Übertragung,* die nach Beginn eines A-S-I-Therapie-Verfahrens besonders leicht gelingt.

2. Langzeitaffektdifferenzierung und Affektklassiffizierung durch Gespräche, verschiedenste Formen von Affektübungen und Affektdifferenzierungen.

3. Konstanz in der therapeutischen Beziehung (was oft auch am Therapeuten liegen kann und nicht am Patienten). Ohne Konstanz ist die Psychotherapie bei Klienten mit Globalaffekten von vornherein zum Scheitern verurteilt.

Jeder Neurodermitiker, der seit früher Kindheit an atopischer Dermatitis leidet, muß unbedingt in einer Langzeit-Tiefenpsychotherapie betreut werden. Darüber hinaus sollten für Übungen zu Hause ENGRAMM-Kassetten mitgegeben werden.[21]
Die Neurodermitis ist eine „echte psychosomatische Krankheit", d. h. eine Mischung aus Immunstörung und erheblichen psychoneurotischen Anteilen!

---

20 Parästhesien, Engegefühl in der Brust- oder Magengegend, Schmerzen, Hitzewallung, Schüttelfrost etc.
21 ENGRAMM-Kassetten sind Übungskassetten, die auf der Grundlage des individuellen Psychogramms des Patienten zusammengestellt werden.

Jede Neurodermitis bedarf der Haut-, Immun- und Psychotherapie. Fehlt nur eine dieser 3 Therapiesäulen, kann die Neurodermitis nicht ausheilen.(3)

Der Neurodermitiker lebt ständig unter der Bedrohung eines neuen Schubes. Dieser Umstand beeinflußt sein Denken, Fühlen und Handeln. Er weiß z. B. nie, ob nach einer Mahlzeit der Juckreiz wieder ausbricht. Das nimmt ihm sehr häufig die Lebenslust. Die Kombination mit Asthma bronchiale verstärkt dies noch.

Die A-S-I-Immuntherapie wird vom Neurodermitiker anfangs als totale Befreiung erlebt und führt oft zu unüberlegtem Verhalten, z. B. zu übertriebenem Sonnenbaden, unkontrolliertem Essen, Verhaltensveränderungen innerhalb der bestehenden Beziehungen (sowohl positiv, als auch negativ!) u. v. a.

Das ist mit ein Grund, warum schon während der Immuntherapie nach Möglichkeit eine Psychotherapie begonnen werden sollte.

Die recht diffizile erste Serumaufbereitung, die erste Hautbehandlung und die erste psychotherapeutisch-psychosomatische Behandlung sollten in schweren Fällen **stationär** erfolgen. Die Dauer dieser Erstbehandlung beträgt ca. 3-6 Wochen, wobei die therapeutische Führung sofort mit der stationären Aufnahme begonnen werden sollte. Die **ambulante**, kombinierte Therapie ist bei eben diesen schweren Fällen mit vielen Schwierigkeiten verbunden, was sich auf den Therapieerfolg negativ niederschlagen kann.

Der neurodermitische Schub

Es gibt viele psychische Teufelskreise, die einen Schub auslösen können. Viele dieser Teufelskreise beginnen mit Juckreiz:

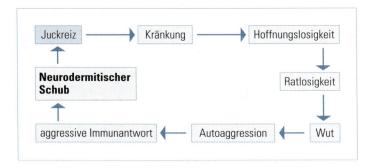

Auch ohne anfänglichen Juckreiz gibt es *psychische* Teufelskreise[22], z. B.:

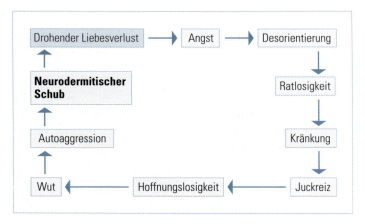

Auf ähnliche Teufelskreise stoßen wir auch bei Asthma bronchiale. Hier spielen Angst vor Atemnot und Hilflosigkeit eine entscheidende Rolle (Alexander versteht unter einem Asthmaanfall mitunter auch „den Schrei des Säuglings").(6)
Auf die zahlreichen psychischen Defektbildungen[23] in einem neurodermitischen Leben soll an dieser Stelle nicht weiter eingegangen werden.

Die seelisch-neurotischen Veränderungen des jungen Neurodermitikers beeinflussen natürlich die Familiendynamik intensiv und chronisch. Bei der Psychotherapie von Müttern neurodermitischer Kinder fallen regelmäßig Schuldgefühle *(„Ich bin schuld, daß mein Kind krank ist")* und Autoaggression auf. Im Laufe der Jahre kann sich *unbewußter* Haß gegen das kranke Kind entwickeln, der über die sogenannte *Reaktionsbildung* verdrängt wird. Durch diese Abwehrmaßnahme reagiert die Mutter mit Schuldgefühlen und sorgt sich noch mehr um das Kind. Sie klammert sich an das Kind und kommt nicht aus der symbiotischen Bindung heraus.
Der unbewußte Haß wird außerdem als *ständiges schlechtes Gewissen* in allen Lebenssituationen bewußt erlebt.
Die Eltern beschreiben die gestörte bzw. kranke Familiendynamik oft mit dem Satz: *„Der Haussegen hängt schief."*

Rene Spitz hat den Vorläufer der atopischen Dermatitis, den Milchschorf, besonders häufig und intensiv untersucht. Es ist ihm aufgefallen, daß eine Kontaktstörung zwischen Mutter und Kind über die Haut besteht. Diese Kontaktstörung muß sich

---

22 Die Juckempfindungen können in Abhängigkeit vom Rhythmus des individuellen Tagesablaufes, d. h. abhängig von bestimmten, sich wiederholenden Situationen (Arbeitsrhythmus, familiärer Rhythmus) ausgelöst werden.

23 Z. B. Ich-Defekte oder auch das Intensivieren narzißtischer Anteile in der Persönlichkeit, was in vielen Fällen zur Ausprägung einer narzißtischen Persönlichkeit führt (bei diesen Personen ist die Psychotherapie schwierig und langwierig).

nicht in der Form ausdrücken, daß die Mutter das Kind meidet. Sie kann sich über eine Reaktionsbildung genau in das Gegenteil umkehren; das bedeutet, daß die Mutter sich an das Kind klammert. Eine ähnliche Haut-Kontaktstörung stellte er ebenso bei dem neurodermitischen Kind fest.

Es wird bei Spitz nicht deutlich, ob die Haut-Kontaktstörung die Folge der Neurodermitis ist oder eine neurotische Interaktion zwischen Mutter und Kind darstellt (siehe dazu (3)).

Väter erleben die Krankheit oft als eigenes Versagen. Diese Empfindungen werden verdrängt. Was bewußt empfunden wird, sind z. B. Scham und Aggressivität.

Bei der ärztlichen Betreuung einer Familie, zu der ein Neurodermitiskranker gehört, ist regelmäßig zu beobachten, daß nach dem Gesundwerden der Kindeshaut durch die A-S-I-Therapie die Dynamik der Familie völlig durcheinander kommt: Nach einer Phase der Desorientierung baut sich eine neue Familienstruktur auf. Sind mehrere Kinder vorhanden, kommt es zu einer neuen hierarchischen Struktur!(11)

„Der tagesrhythmische, arbeitsrhythmische und vom Rhythmus der familiären Dynamik abhängige Juckreiz kann sich überlagern. Die Zuordnung macht dann zunehmende Schwierigkeiten."(11)

8 Behandlung von Neurodermitis

8.1 Die schulmedizinische Behandlung

8.1.1 Cortison

Die schulmedizinische Behandlung hat sich viele Jahrzehnte in erster Linie auf die Haut selbst beschränkt und hierbei auf Cortison nicht verzichten können. Da jedoch die chronische Anwendung von cortisonhaltigen Verrührungen und Salben die Haut schädigen und zur Bildung des sogenannten „Pergamenthautphänomens" führt, mußte der Dermatologe mit cortisonhaltigen Medikamenten vorsichtig umgehen und versuchen, den Juckreiz durch andere Mittel zu behandeln.
Nachdem durch die alternative medizinische Szene verschiedene unterschiedliche Behandlungen zur Heilung bzw. zur Herstellung von Beschwerdefreiheit propagiert wurden, kam das Cortison als Behandlungsmittel für diese Krankheit mehr und mehr in Verruf. Es gibt heute eine Unzahl von Neurodermitikern, die den Einsatz von Cortison strikt ablehnen und dafür zu mehr Leiden bereit sind.[24]

Harnstoff hat sich schon immer in Form von Salben und Verrührungen als juckreizstillender Stoff angeboten und wurde auch verwendet. Es war lange gar nicht bekannt, daß Harnstoff ein Feuchtigkeitsbindemittel ist. Wahrscheinlich verdanken wir diese Entdeckung der kosmetischen Industrie. Inzwischen hat die Biochemie viele andere natürliche feuchtigkeitsbindende Mittel entdeckt, auf die man bei der Behandlung ebenfalls zurückgreifen kann. Außerdem hat die kosmetische Industrie noch

---

24 In meinem Buch „Asthma bronchiale • Neurodermitis • Ekzem – ohne Diät heilbar" gehe ich in dem Kapitel *Cortisontherapie und Cortisonangst* ausführlich auf dieses Thema ein.(3)

weitere Stoffe im Labor herstellen können, die die gleiche Wirkung aufweisen und bei der Neurodermitisbehandlung zu gebrauchen sind.
Die Schulmedizin hat außerdem vieles ausprobiert, um dem Juckreiz Einhalt zu gebieten und dem Neurodermitiker während der Schubzeit ein menschenwürdiges Dasein zu ermöglichen.

8.1.2 Klimakuren (17)

Klimakuren waren und sind heute noch ein beliebtes Mittel, um die Antigene soweit wie möglich zurückzudrängen. Es gibt eine Unzahl von Neurodermitispatienten, die an die Nord- oder Ostsee gezogen sind, um beschwerdefrei oder zumindest mit nur geringen Beschwerden leben zu können.

8.1.3 Desensibilisierung

Die Desensibilisierung als Mittel zur Beruhigung von Neurodermitis konnte sich in den letzten Jahrzehnten nicht durchsetzen. Es mag verschiedene Gründe dafür geben. Einmal die Tatsache, daß die Neurodermitis sehr vordergründige psychische Ursachen haben kann. Auch kann eine jahrelange Induktion von Immuntoleranz durch Gabe von minimalen Dosen von Antigenen bei einer Krankheit, die z. B. durch eine Nahrungsmittelallergie ausgelöst wird, nichts ausrichten

Die Desensibilisierung ist leider auf die Anwendung von wenigen Antigenen beschränkt. Sobald die Anzahl der Allergieantigene unübersichtlich ist und andererseits schon während der Desensibilisierung eine Allergieverschiebung auftritt, ist diese Methode für die atopische Dermatitis unzulänglich.

Außerdem beruhigt Desensibilisierung sehr oft zwar die ursprüngliche, allergische Krankheit, kann andererseits jedoch zu verschiedenen Etagenwechseln führen, von denen das Asthma bronchiale der Gefährlichste ist. Asthma bronchiale durch Desensibilisierung zu behandeln, ist ein aussichtsloses Unterfangen.

8.1.4 Nahrungskarenz

Die Nahrungskarenz war und ist heute noch eine der am häufigsten angewandten Behandlungen. Nahrungskarenz, absolut diszipliniert eingehalten, kann die Neurodermitis in ihre Schranken verweisen. Nahrungskarenz hat leider verschiedene Nachteile. Die wichtigsten sind, daß bei Erwachsenen dadurch der psychische Druck und die Autoaggression erhöht wird und die Einhaltung von Karenz bei Kindern fast unerreichbar ist.

Mir sind viele Neurodermitiker bekannt, die wegen des psychischen Drucks eine erfolgreiche Nahrungskarenztherapie abgebrochen haben.

Eine disziplinierte Durchführung von Nahrungskarenz führt bei Kleinst- und Kleinkindern in der Regel zu Minderwuchs. Es ist oft zu beobachten, daß nach Beginn des A-S-I-Therapie-Verfahrens und Aussetzung der Diät die Kinder in relativ kurzer Zeit nachwachsen und ihr altersgemäßes Gewicht erreichen.

Trotzdem bleibt die Nahrungskarenz, von der A-S-I-Therapie abgesehen, die wirksamste Behandlungsform bei Neurodermitis und Ekzemen. Hier sollte man eher von der Allergenvermeidung sprechen, denn die Karenz bezieht sich über die Nahrung hinaus auch auf andere Antigene. Dazu muß der Arzt unter Einsatz all seiner Möglichkeiten wie Allergietests verschiedenster Art bzw. Allergenkarenz herausfinden, welche Allergene die

atopische Dermatitis bzw. die Vielzahl der verschiedenen Ekzeme ausgelöst haben.
Dazu stehen ihm verschiedene Tests zur Verfügung. Die gängigsten sind:

1. Pricktest
Ein Tropfen hochverdünnter Lösung eines bekannten Antigens wird auf die Haut gebracht und anschließend die äußerste Hautschicht leicht geritzt (die Haut darf dabei nicht bluten). Man läßt das Antigen je nach Usus des Labors 20-30 Minuten wirken und beobachtet die Reaktion der Haut.
Bei positiver Reaktion entstehen Quaddeln verschiedener Größe. Nach Ablauf der vorbestimmten Zeit wird der Durchmesser der Quaddeln gemessen und in den Befundbogen eingetragen. Als Vergleichsmaßstab wird in gleicher Weise mit Histamin getestet und abgelesen.
Die Relation des Durchmessers des Antigenquaddels zum Histaminquaddel läßt die Sensibilisierung des Körpers gegenüber dem entsprechenden Antigen abschätzen.
Bei heftiger Reaktion muß der Test vorzeitig unterbrochen und bei Verdacht auf Flush-Bildung muß Cortison eingesetzt werden.

2. Intracutan-Test
Der Test ist wie der Pricktest aufgebaut, mit dem Unterschied, daß die Antigenlösung intracutan injiziert wird.

3. RAST-Test
Dieser Test besteht aus einer Untersuchung von verschiedenen IgE-Fraktionen im Blut. Es ist möglich, die Antigensensibilisierung exakt festzustellen. Das Verfahren ist teuer.

Bei vielen Tests mit den anderen Testverfahren gibt es sehr oft negative Testergebnisse, obwohl eine Sensibilisierung vorliegt, und umgekehrt gibt es positive Reaktionen, obwohl eine Allergie gegen das untersuchte Antigen gar nicht vorhanden ist. Beim RAST-Test gibt es diese Abweichungen nicht.

Die Schwierigkeit bei der Antigenkarenz liegt darin, daß es zu viele Antigene gibt (zwischen 2.000 und 20.000), die gar nicht gemieden werden können; dazu gehören Antigene in der Luft und ähnliche.[25] Durch Nahrungskarenz kann man einige Erfolge erzielen. Das Ergebnis ist jedoch nicht befriedigend, und der Neurodermitiker kann bei geringsten Diätfehlern einen neuen schweren Schub bekommen.

8.1.5 Diätformen

Auch mit anderen Diätformen (Rohkost etc.) wurden Behandlungsversuche gemacht, die letzten Endes scheiterten.

8.1.6 Immunsuppressiva

Es gibt recht bösartige Formen von Neurodermitis, die bisher keine andere Behandlungsmöglichkeit zugelassen haben, als den Einsatz von Immunsuppressiva.[26] Auch diese schweren

---

25 Wir haben es normalerweise mit über 2.000 Allergenen zu tun. Wenn wir auch die chemischen Stoffe, die in der Luft und im Boden vorhanden sind, dazu rechnen, können wir leicht auf über 20.000 Allergene kommen. Es gibt eine Vielzahl von Substanzen, die in so geringer Konzentration in der Umgebung vorhanden sind, daß man sie noch gar nicht kennt!

26 Dem Autor ist es gelungen, bei der Behandlung der Neurodermitis die immunsuppressive Therapie überflüssig zu machen.

Formen der Neurodermitis sind dem A-S-I-Therapieverfahren zugänglich.

8.1.7 Bioresonanzgeräte

In letzter Zeit hat eine Firma sogenannte Bioresonanzgeräte auf den Markt gebracht und es durch kluges Marketing tatsächlich geschafft, vielen Ärztinnen und Ärzten glaubhaft zu machen, daß man die Neurodermitis über bestimmte, nicht näher zu definierende Bioresonanzen in Schach halten kann. Diese Therapie wurde glücklicherweise von den Krankenkassen als alternative Methode nicht in die Behandlungskataloge aufgenommen. Das hat jedoch nicht verhindern können, daß sehr viele Ärzte diese Therapie durchführen und die Patienten nach und nach horrende Geldbeträge dabei lassen müssen.

Die Bioresonanztherapie ist inzwischen klinisch getestet und hat sich als unwirksam erwiesen.[27]

8.2 Homöopathie

Homöopathie und Nosodentherapie:
Da die Schulmedizin bislang keine befriedigende Antwort auf die Neurodermitisbehandlung geben konnte, wandten sich viele

---

27 In einer dermatologischen Klinik wurden 2 Patientengruppen von jeweils 80 Personen in einer Doppelblindstudie behandelt. In der einen Gruppe führten Therapeuten, die alle Seminare der oben erwähnten Firma besucht hatten, mit dem dazugehörigen Gerät in der Klinik Behandlungen durch, während die andere Gruppe mit einem Gerät behandelt wurde, das von außen dem Originalgerät glich, jedoch keine elektrischen Impulse verursacht hat. Das Ergebnis der Untersuchung war: Die Resultate waren deckungsgleich. Damit ist erwiesen, daß die Bioresonanzmethode keinerlei Behandlungswirkung auf Neurodermitis hat.

ratlos gewordene Schwerkranke an andere heilberuflich tätige Menschen wie z. B. Heilpraktiker.

Die große Zahl von Hautkranken bei Heilpraktikern führte dazu, daß die Heilpraktiker sich intensiv mit der Krankheit beschäftigten, die Bedeutung des Immunsystems erkannt und verschiedenste Therapieformen bei Neurodermitis erprobt haben.
Sie haben z. B. die inzwischen auch von der Schulmedizin anerkannte Darmsanierung zur wirkungsvollen Behandlung erklärt, um Allergien zur Ruhe zu zwingen.
Außerdem wurde die Phytotherapie und die Homöopathie zur Hilfe genommen.

Diese Suche nach Lösungen brachte den Kranken einen Wust von wirksamen und unwirksamen Methoden. Nach und nach setzten sich die wirksamsten Methoden durch.
In der Homöopathie spielt die Nosodentherapie durch hochverdünnte Substanzen eine bedeutende Rolle. Diese Lösungen können jedoch sowohl Besserung als auch enorme Verschlechterung der Neurodermitis zur Folge haben.
Die Nahrungskarenz und andere Diätformen werden von Heilpraktikern sehr oft angewandt.[28]
Je nach Konstitution des Patienten werden in der Homöopathie Antimonium crudum, Arsenikum album, Calzium carbonicum, Ignatia, Lachesis, Lycopodium, Phosphorus, Sepia, Thuja, Sulfur und andere Stoffe verwendet.(18)

Insgesamt können wir davon ausgehen, daß die Therapieerfolge der Phytotherapie, Homöopathie und anderer Verfahren dem

---

28 Leider müssen viele Patienten auf diesem Wege viel unnötiges Geld ausgeben. Die Nahrungskarenz können die Patienten genausogut bei ihrem Haut- bzw. Hausarzt durchführen lassen.

Allergiker und dem Neurodermitiker nicht mehr gebracht haben, als die allopathischen Therapien der Schulmedizin. Viele Patienten haben zur Schulmedizin zurückgefunden, wenn sie beim Heilpraktiker keinen Fortschritt gesehen haben.

9 A-S-I-Serum

Das A-S-I-Serum wird aus dem Blutserum des Kranken gewonnen. Allergische und Autoimmunkrankheiten zeichnen sich dadurch aus, daß entweder durch Kontakt mit Antigenen oder durch teilweise bekannte und teilweise unbekannte innerkörperliche Vorgänge über das Immunsystem Befehle an die sogenannte „Eiweißfabrik" des Körpers ausgesandt werden, die aggressive Eiweißstoffe bildet, die unterschiedliche Organe angreifen können.

Die anderen Faktoren, jenseits der Antigene, können unter anderem psychischer Natur sein, z. B. bedingt durch:

– schwere psychische Konflikte, insbesondere Beziehungskonflikte[29]

– psychischen Dauerstreß

– unerträgliche negative Emotionen, wie Sinnlosigkeit des Lebens; gegen sich gerichtete Wut und Aggression (Autoaggression); Einsamkeit gepaart mit Depression und Schuldgefühlen[30]

---

29 Kommt beim chronischen Müdigkeitssyndrom oft vor!

30 Ein Fall von idiopathischer hämolytischer Anämie bei einer 84-jährigen Frau, der nachweislich durch Einsamkeit ausgelöst worden war, ist mir bekannt geworden (HB 5!). Die Anämie normalisierte sich in kürzester Zeit durch Cortisonbehandlung.

– wahrscheinlich auch unbewußte Prozesse, die durch Geschehnisse bzw. Erlebnisse im Alltag aktiviert werden und chronischen Streß verursachen

Auch eine extreme körperliche Dauerbelastung kann das Immunsystem veranlassen, aggressiv zu werden. Allgemein gilt die Regel: Je intensiver der auslösende Faktor, desto schwerwiegender die daraus resultierende Krankheit, die normalerweise in Schüben abläuft.

Das zeigt sich im Blut und Blutserum durch das Vorhandensein mehr oder weniger großer Mengen von aggressiven Eiweißmolekülen.

Je mehr aggressive Eiweißmoleküle bei der Blutentnahme erfaßt werden, desto intensiver ist die Wirkung des A-S-I-Serums nach der Aufbereitung.

Für die Aufbereitung des A-S-I-Serums ist es deshalb wichtig, dafür zu sorgen, daß die Autoimmun- bzw. allergische Krankheit voll ausgeprägt ist, z. B. durch:

1. Blutentnahme während eines Status asthmatikus bzw. bei einem schweren asthmatischen Anfall

2. Blutentnahme während der maximalen Höhe eines neurodermitischen Schubes

3. Blutentnahme in der schwer entzündlichen Phase einer rheumatischen Krankheit

Während der A-S-I-Therapie wird die Blutentnahme zwecks Anreicherung des A-S-I-Serums auf ähnliche Maximalgeschehnisse verlegt, z. B.:

1. bei einem schweren Etagenwechsel

2. nach entsprechender Provokation

Das Ziel ist immer das Gleiche: Die Erhöhung der Serumwirkung durch möglichst hohen Antikörperanteil.

Die hohe Wirksamkeit des A-S-I-Serums muß bei der Dosierung sehr genau berücksichtigt werden.[31] Das A-S-I-Serum bewirkt eine Immunmodulation, ohne Nebenwirkungen auszulösen. Eine besonders starke, positive Wirkung entfaltet diese Behandlung bei allen neurologischen Erscheinungen, die die Hauptkrankheit begleiten.[32] Das A-S-I-Serum kann, je nach ärztlicher Anordnung, verschiedene Wege der Immunmodulation gehen:

– Es veranlaßt das Immunsystems, schnell und direkt *Anti-Antikörper* zu produzieren, die in kurzer Zeit die aggressiven Antikörper neutralisieren können

– Es induziert die Immunmodulation auf homöopathischem „informativem" Wege[33], wobei die Neutralisierung der aggressiven Antikörper langsam vor sich geht

Bei überlegter und vorsichtiger Anwendung beider Therapieprinzipien ist es möglich, Etagenwechsel zu verhindern.

---

31 Aus Platzmangel kann hier nicht weiter auf das Thema Dosierung eingegangen werden. Es sei nur kurz erwähnt, daß die Durchführung des A-S-I-Therapie-Verfahrens in keiner Weise einer besonderen Form der Eigenblutbehandlung gleicht. Es gibt zur Zeit ein Informationszentrum für Ärztinnen und Ärzte, die diese Therapie in ihre Praxis aufgenommen haben.

32 Langfristige A-S-I-Behandlung des chronischen Müdigkeitssyndroms und Fibromyalgie verhindert, daß die meisten dieser Patienten auf Dauer erwerbsunfähig werden.

33 Dieses Prinzip wird in meinem Buch „Asthma bronchiale • Neurodermitis • Ekzem – ohne Diät heilbar" ausführlich dargelegt.

10 Der Wirkungsbeweis des A-S-I-Serums durch Verlaufsbeobachtung

Da die Behandlung von Immunstörungen durch das A-S-I-Therapie-Verfahren ambulant durchgeführt wurde und auf schnellstmögliche Heilung ausgerichtet war, konnte aus finanziellen Gründen eine exakte immunbiologische therapiebegleitende Beobachtung der Immunzellen nicht erfolgen.

Dennoch gibt es durch Verlaufsbeobachtung sowie Reaktionsart der Kranken durchaus Hinweise darauf, daß bei der Vakzination Anti-Antikörper entstehen und die autoaggressiven Antikörper neutralisieren.

Es ist nun die Aufgabe der medizinischen Wissenschaft, durch exakte Laboruntersuchungen während der Behandlung diese Vorgänge systematisch zu erforschen.

Ein wichtiges Indiz für die Entstehung von Anti-Antikörpern sowie die Registrierung ihrer Struktur im Immungedächtnis liefern die folgenden Beobachtungen:

1. Wenn ein Heuschnupfenpatient im Winter durch einen großen Allergietest provoziert und dabei sehr vielen saisonalen Antigenen ausgesetzt wird, kann das so gewonnene A-S-I-Serum im folgenden Jahr das Aufkommen des Heuschnupfens teilweise oder ganz verhindern!

2. Wenn man bei einem Heuschnupfenpatienten, der von Februar bis August erkrankt ist, z. B. im Mai das A-S-I-Serum aufbereitet und den Patienten ein Jahr lang damit behandelt, so bekommt der Patient im darauffolgenden Jahr nur *im Mai keinen Heuschnupfen.* Das heißt, er ist nur gegen die Antigene immun geworden, die zur Zeit der Blutentnahme samt den Antikörpern in seinem Blut zirkulierten. Ein ausgeheilter Heuschnupfen tritt entweder gar nicht oder auf lange Zeit

nicht mehr auf, da die Struktur der Anti-Antikörper im Immungedächtnis verankert wird. Der Autor konnte Patienten beobachten, die über 11 Jahre heuschnupfenfrei blieben. Dies ist ein Indiz dafür, daß die Anti-Antikörper-Strukturen im Immungedächtnis gespeichert werden.

11 Was heißt „Ohne Diät" ?

Während der vergangenen 12 Jahre wurde die A-S-I-Therapie ohne jegliche Diätempfehlung durchgeführt. Dabei konnten die an späterer Stelle vorgestellten Heilquoten erreicht werden. Natürlich kann bei schwerster Form von Allergien auch eine Diätempfehlung erfolgen.
In einigen wenigen Fällen wurde bei Patienten, die rasch eine gesunde Haut hatten und plötzlich anfingen, wieder alles (auch im Übermaß) zu essen, Hauttrockenheit bzw. Juckreiz festgestellt. Die disziplinierten Patienten, die eine normale Ernährung praktizierten, behielten eine gesunde Haut.

Die Freigabe der Ernährung ist möglich, weil durch die A-S-I-Therapie eine Immunität gegen die aggressiven Antikörper erreicht wird, die zum Zeitpunkt der Blutentnahme im Serum enthalten sind.
Das heißt, daß bei normaler Ernährung diese Therapiemethode die Bildung von Anti-Antikörpern gegen Nahrungsmittelantigene und deren aggressiven Antikörper veranlaßt, so daß diese Nahrungsmittel verträglich werden.

Durch Provokation bei der ersten Blutentnahme und späterer, gut gewählter Anreicherung des A-S-I-Serums wird erreicht, daß soviel aggressive Antikörper wie möglich im Serum vorhanden sind.

Die Immunisierung nimmt längere Zeit in Anspruch (manchmal braucht der Patient einige Jahre für eine ausreichende Immunisierung). Wie erwähnt, kann ein Patient, bei dem Nahrungsmittelunverträglichkeit und Nahrungsmittelallergie vorliegen, bereits nach Beginn der Behandlung normal essen! Zur Sicherheit wird den Patienten aber empfohlen, die Nahrungsmittel, gegen die sie stark reagiert hatten, in den ersten 2-3 Monaten der Behandlung zu meiden.

Prinzipiell verboten für Allergiker ist Schweinefleisch wegen seines Histamingehaltes und der Verstärkung der latenten Azidose, die es hervorrufen kann, da jeder Allergiker ohnehin in seinem Stoffwechsel eine Verstärkung der Azidose aufweist und diese zu starke Azidose neue Schübe zur Folge haben kann.

Durch die 83%ige Beschwerdefreiheit während und nach der A-S-I-Therapie konnte nachgewiesen werden, daß die alimentäre Seite der Neurodermitis zu immunisieren ist.

Bleibt die erwartete Immunisierung aus, so ist an folgende Möglichkeiten zu denken:

1. Neben den alimentären Schubauslösern sind psychische Autoaggressionen als Schubauslöser reichlich vorhanden

2. Eine schlechte Therapiedisziplin des Patienten führt zu dem Therapieversagen

An dieser Stelle ist auch festzustellen: „ohne Diät" bedeutet keinen Freibrief für Exzesse, was das Essen und Trinken angeht. Wie oben erwähnt, können Nahrungsmittel durch Belastung des Stoffwechsels im Säure-Basengleichgewicht das Immunsystem so unter Druck setzen, daß die erläuterten Teufelskreise ausge-

löst werden und Schübe folgen. Massiver Genuß von Kaffee (8-10 Tassen täglich), unkontrollierter Konsum von schwarzem Tee, ein großer Anteil von Fleisch in der Nahrung, maßloser Verzehr von Fett, Schokolade, raffiniertem Zucker, Alkohol (insbesondere Wein und dessen Produkte) können das Immunsystem unter Druck setzen. Das Auftreten mancher Etagenwechsel kann auf dieses plötzliche, exzessive alimentäre Verhalten der Patienten zurückgehen.
Chronische Fäulnisprozesse im Darm, seelischer/körperlicher Streß etc. können das Immunsystem ebenso zur Auslösung eines Schubs veranlassen.

Die A-S-I-Therapie hat das Ziel, im Immunsystem und im Stoffwechsel Ruhe und Harmonie auszulösen. Sie kann natürlich durch Exzesse jeder Art, ob stofflich oder seelisch, in ihrer Wirkung eingeschränkt werden. Durch psychotherapeutische Schulung z. B. der Kindesmutter sowie durch Psychotherapie und entsprechende Übungen bei den erwachsenen Neurodermitikern und Ekzematikern wird das Ziel angestrebt, Verständnis für harmonisches Leben zu erzeugen.

Oft hören wir, daß eine Neurodermitis allein durch Psychotherapie zur Ruhe gekommen ist (wohl bemerkt: nicht abgeheilt). Bei einer schweren Neurodermitis versagt jedoch eine ausschließlich psychotherapeutische Behandlung.

Teil II
Empirische Untersuchung

Eine empirische Untersuchung der Behandlung 325 Neurodermitis- und Ekzemkranker in einem Zeitraum von 12 Jahren

Die vorliegende Untersuchung besteht aus zwei getrennten Arbeiten. Gründe für diese Aufteilung sind im privaten Bereich des Autors zu sehen (Krankheit und Aufgabe seiner Praxis in Süddeutschland und spätere Niederlassung in Westfalen). An dieser Stelle muß erwähnt werden, daß die Anwendung und Beobachtung der A-S-I-Therapie auch in Westfalen durch Krankheit für einige Zeit unterbrochen werden mußte.
Während die erste Arbeit die Jahre 1985 bis 1988 und deren Ergebnisse erfaßt, behandelt die zweite Arbeit die Therapieergebnisse zwischen Ende 1990 bis Oktober 1997.
Insgesamt erfassen beide Arbeiten einen Zeitraum von 12 Jahren.
Alle Patienten, die in Süddeutschland behandelt worden sind, wurden angeschrieben und befragt. Leider hat nur ein Teil dieser Patienten die Fragebögen zurückgeschickt, so daß der Autor bei dem anderen Teil der Patienten auf die Notizen in den Krankenblättern und Karteikarten angewiesen war, die allerdings sehr gewissenhaft durchgearbeitet worden sind und eine Beurteilung des Krankheitsverlaufs dieser Patienten gestatten.

Die zweite Arbeit konnte wesentlich transparenter gestaltet werden, da:

a) die Kontaktaufnahme mit den geheilten Patienten einfacher war

und
b) ein großer Teil der Patienten die Therapie noch nicht beendet hat.

Warum werden zwei empirische Arbeiten vorgelegt?

Natürlich wurden alle in der Praxis vorkommenden allergischen Krankheiten durch das A-S-I-Verfahren behandelt. Unter den Patienten befanden sich Neurodermitiker, Ekzematiker, Asthmatiker, Nahrungsmittelallergiker, Rheumakranke etc.
Die vorliegende Arbeit beschränkt sich auf Hautkrankheiten, die durch eine Immunstörung verursacht worden sind. Der Autor hielt es für klug, zunächst **eine** Krankheitsgruppe zu untersuchen, um klare Ergebnisse vorlegen zu können.

Während in der ersten Behandlungszeit die A-S-I-Therapie **nur** aus der Serumverabreichung bestanden hat und keine bzw. nur ganz zuletzt Anreicherungen durchgeführt worden sind, wurde das A-S-I-Therapie-Verfahren nach 1990 zu einem ganzen Therapiekonzept unter Berücksichtigung immunentlastender und immunstimulierender Maßnahmen ausgebaut.

In dieser zweiten Arbeit (1990 - 1997) ist die Wirkung psychotherapeutischer und psychosomatischer Therapiemethoden bei dem A-S-I-Therapie-Verfahren **nicht** berücksichtigt worden.

Die neue Psychotherapieform, die aus der tiefenpsychologisch orientierten Psychotherapie hervorgeht und aus einer Kurzzeit-Therapie besteht, ist erst Mitte 1997 entwickelt, eingesetzt und beobachtet worden. Diese Form der Tiefenpsychologie setzt die Erstellung eines umfassenden Patientenpsychogramms voraus. Das Psychogramm erfaßt abgewehrte oder offene Emotionen, Ich-Aufbau und Ich-Defekte, Abwehrmechanismen, Widerstände sowie ein Bild der Familiendynamik. Im Rahmen der Therapie werden nach vielen Gesprächsstunden die oben genannten ENGRAMM-Kassetten individuell für den jeweiligen Klienten gefertigt und ihm zwecks täglicher Übung mit nach Hause gegeben.

Diese Methode hat folgende Vorteile:

— Der Patient übt täglich, so daß die therapeutische Wirkung wesentlich stärker ist

— Die ENGRAMM-Kassetten können bei der ersten stationären Behandlung zwecks Serumaufbereitung schon für die nächste Zeit mitgegeben werden. Auch wenn der Patient am Wohnort keinen Therapeuten findet, kommt es so nicht zum Abbruch der Psychotherapie

— Der Patient hat nach der ersten Übungsphase, die ca. 3 Monate dauert, die Möglichkeit, für eine Woche in die psychosomatische Abteilung zurückzukehren, und 2 weitere ENGRAMM-Kassetten fertigen zu lassen

— Die Therapie ist insgesamt preiswerter und wirkungsvoller als die bisherige Form der tiefenpsychologisch orientierten Psychotherapie

Das Ziel der Übungen mit ENGRAMM-Kassetten

Durch die Übungen sollen im Lauf der Zeit Autoaggressionen und Schuldgefühle abgebaut werden.
Es ist jedem Therapeuten geläufig, daß langfristige Wiederholungen von Autosuggestionen eine Veränderung im Bewußtsein herbeiführen, und zwar sowohl im Bereich des Ich, als auch im

Bereich des Über-Ich. Auch wenn schon jetzt die enorme Wirksamkeit der psychotherapeutischen Methode feststeht, erlaubt die Anzahl der bisher behandelten Patienten sowie die kurze Behandlungszeit noch keine wissenschaftliche Analyse. Es wird in einigen Jahren möglich sein, die Wirkung des erweiterten, von ENGRAMM-Kassetten begleiteten A-S-I-Therapie-Verfahrens im Rahmen einer wissenschaftlichen Analyse zu beurteilen.

Aus Gründen der Übersichtlichkeit hat der Autor es vorgezogen, die zweite empirische Arbeit (1990 - 1997) als erstes Kapitel zu behandeln, da die Aussagekraft dieser Arbeit wesentlich stärker ist und die Wirkung der begleitenden therapeutischen Maßnahmen zum Ausdruck bringt.

Gesamtübersicht über die Diagnosen (siehe Tabelle 1)

Natürlich gaben die befragten Patienten verschiedene Beschwerden an. Auch beschränkten sich die Ergebnisse bei den Untersuchungen nicht nur auf einen Befund.
Einige der Nebenbefunde heilten während der Therapie parallel mit der atopischen Dermatitis bzw. ekzematischen Krankheit aus. So kann nachträglich festgestellt werden, daß diese Nebenbefunde von derselben Immunstörung verursacht wurden und von daher auch auf das A-S-I-Serum angesprochen haben.
Diese Nebenbefunde sind in ihrer Heilbarkeit in dieser Arbeit nicht exakt erfaßt. Einige können hier erwähnt werden: Hautgeschwüre, Akne conglobata, Haarausfall, Furunkulose, chronische rezidivierende Pankreatitis (ein Fall).

Alle festgestellten Befunde bei 325 Patienten:

Befund	Anzahl	Prozent
Akne conglobata	5	1,01%
Allergie am ganzen Körper	5	1,01%
Allergie der Augen	1	0,20%
Anorexia nervosa	1	0,20%
Anstrengungsasthma	1	0,20%
rheumatische Arthritis	3	0,61%
Asthma bronchiale	31	6,29%
allergische spastische Bronchitis	40	8,11%
chronische eitrige Bronchitis seit 20 Jahren bestehend	1	0,20%
chronisches Müdigkeitssyndrom	7	1,42%
Conjunctivitis	10	2,03%
Depigmentierung	1	0,20%
Depressionen verschiedener Art	4	0,81%
Durchfälle	3	0,61%
Dyshydrosis	1	0,20%
generalisiertes allergisches Ekzanthem	8	1,62%
Furunkolose	3	0,61%
Fußekzem	2	0,41%
chronisch erosive Gastritis	1	0,20%
Geschwüre	1	0,20%
Gesichtsekzem	51	10,34%
Haarausfall	5	1,01%
Handekzem	29	5,88%
Hautekzem	33	6,69%
Hautrisse	1	0,20%
Hepatitis C	1	0,20%
Herzrhythmusstörungen	1	0,20%
Heuschnupfen	7	1,42%
Ichthyosis simplex	3	0,61%
Infektanfälligkeit	11	2,23%
Kahlköpfigkeit	1	0,20%
Kopfhautekzem	7	1,42%
Lebensmittelunverträglichkeit	1	0,20%
Lymphadenitis	1	0,20%
Nackenekzem	1	0,20%
Nahrungsmittelallergie	1	0,20%
Neurodermitis	186	37,73%
Pankreatitis	1	0,20%
Pemphigus vulgaris	1	0,20%
Psoriasis	9	1,83%
Schlafstörungen	1	0,20%
allergischer Schnupfen	4	0,81%
allergische Sinusitis, Sinubronchitis	4	0,81%
Sonnenallergie	2	0,41%
Urticaria	1	0,20%
Vulvaekzem	1	0,20%

Tabelle 1

Die Anzahl der Therapien

Patienten, die die Behandlung kurz nach Beginn abbrachen, werden in dieser Auszählung nicht berücksichtigt. Es gab wohl verschiedene Gründe für den Therapieabbruch:

1. Einige Patienten, die das A-S-I-Serum wegen finanzieller Not kostenlos erhalten hatten, brachen die Therapie ab (wohl aus dem Empfinden heraus, daß das, was nichts kostet, auch nichts taugen kann)

2. Einige Patienten, die monatliche Zahlungen mit dem Arzt vereinbart hatten und nach der ersten Besserung der Krankheit die Geldüberweisung abbrachen, sind nicht mehr in der Sprechstunde erschienen (!)

3. Einige Patienten brachen trotz Besserung der Krankheit die Therapie *aufgrund einer Empfehlung des Hausarztes bzw. der Krankenkasse* ab

Die gesamte Therapie erstreckt sich über 4-5 Jahre. Manchmal muß die Therapie wegen eines hartnäckigen Etagenwechsels von vorne begonnen bzw. durch eine Serumanreicherung neu gestaltet werden.

Alle Etagenwechsel heilten aus.

Die Tabelle 2 faßt die erforderliche Anzahl der Therapien bei allen 325 Patienten zusammen, wobei der Autor davon ausgeht, daß die Therapiedisziplin (Compliance) der Patienten die erforderliche Therapieanzahl und Therapiegesamtzeit erheblich beeinflußt hat. Diese Tatsache wird in einer späteren Erörterung und einer Tabelle präzise dargestellt. An dieser Stelle sei auf die verheerende psychische Wirkung und Neurotisierung des Kindes durch Neurodermitis und Asthma hingewiesen. Allergische Krankheiten müssen mit aller Konsequenz und Disziplin behandelt werden, da sie nicht nur körperlich wirken, sondern auf Dauer vor allem auch seelisch krankmachen und die Lebensqualität des Patienten mindern.

Anzahl der erforderlichen Therapien		
1 Therapie	202	Patienten
2 Therapien	83	Patienten
3 Therapien	27	Patienten
4 Therapien	9	Patienten
ohne Angabe	4	Patienten
Gesamt:	**325**	**Patienten**

Tabelle 2

Homogenes Krankengut

Es wurden Patienten beiderlei Geschlechts und aller Altersgruppen behandelt.
Der jüngste Patient war 6 Wochen (Neurodermitis), die älteste Patientin 85 Jahre alt (Pemphigus).

Gesamtauswertung

Homogenes Krankengut/Geschlechtsverteilung			
männliche Patienten		122	38%
weibliche Patienten		203	62%
	Gesamt:	**325 Patienten**	**100%**

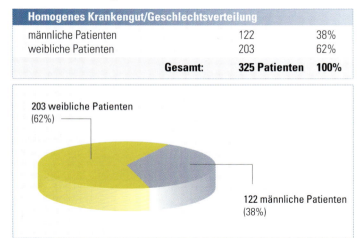

Tabelle 3

Alter der Patienten bei Behandlungsbeginn in Jahren

Homogenes Krankengut/Altersverteilung		
0 – 5 Jahre	64	20%
6 – 15 Jahre	51	16%
16 – 25 Jahre	73	22%
26 – 45 Jahre	98	30%
46 – 60 Jahre	34	10%
61 – 85 Jahre	5	2%
Gesamt:	**325 Patienten**	**100%**

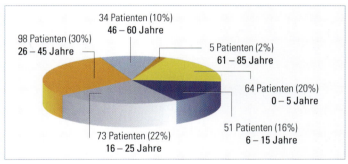

Tabelle 4

Die Angaben zum Therapieerfolg wurden in *einer* Tabelle zusammengefaßt, obwohl der Therapieablauf während der beiden Behandlungszeiten verschieden war. Insofern ist diese Auswertung nur bedingt akzeptabel.

Therapieerfolg innerhalb von 12 Jahren:

Anzahl der Patienten	Alter	beschwerdefrei	deutliche Besserung	Besserung	Behandlung nicht fortgeführt
64 100%	0 – 5	29 45%	16 25%	17 27%	2 3%
51 100%	6 – 15	22 43%	13 25%	16 31%	0 0%
73 100%	16 – 25	19 26%	18 25%	36 49%	0 0%
98 100%	26 – 45	39 40%	21 21%	34 35%	4 4%
34 100%	46 – 60	14 41%	8 24%	12 35%	0 0%
5 100%	61 – 85	2 40%	1 20%	2 40%	0 0%

Tabelle 5

beschwerdefrei: Therapie beendet, Patient beschwerdefrei
deutliche Besserung: Seit Beginn der Therapie keine Beschwerden mehr, jedoch noch in Therapie befindlich
Besserung: Noch kleine Etagenwechsel bzw. andere Beschwerden vorhanden

Bei den Tabellen, die die A-S-I-Therapie dokumentieren, fällt auf, daß die A-S-I-Therapie **in keinem Fall versagt hat**. Das mag etwas befremdend klingen, aber die Erfahrung zeigt, daß das Immunsystem über kurz oder lang reagieren muß, wenn ihm markierte Antikörper vorgesetzt werden.

In einigen wenigen Fällen mag die Besserung auch an der Hautpflege liegen (ich erwähne dies hier lediglich als theoretische Option, denn ich kann mich an keinen solchen Fall erinnern).

In zwei Fällen kam es sofort nach der Serumeinnahme zu einer deutlichen Verschlechterung der Neurodermitis, die schulmedizinisch behandelt wurden. Beide Fälle sind mittlerweile beschwerdefrei, ein Fall ist ausgeheilt.

Ein auftretender Etagenwechsel wurde **nicht** als Verschlechterung gewertet, da der Etagenwechsel kein Resultat der Behandlung darstellt und auch ohne jegliche Behandlung vorkommt.

Außerdem sind die Etagenwechsel bei allen behandelten Patienten nach kurzer Zeit ausgeheilt.

Patientenverhalten und Gesamtauswertung der Therapieresultate von 325 Patienten

Wie aus den folgenden Tabellen ersichtlich ist, hat die Disziplin des Patienten sowie des Arztes[1] eine große Wirkung auf den Ausgang der Therapie.

Patientenverhalten und Gesamtauswertung der Therapieresultate von 325 Patienten

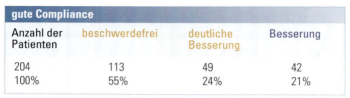

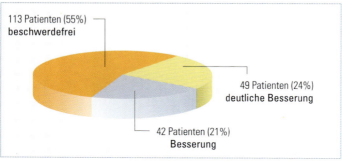

Tabelle 6

beschwerdefrei: Therapie beendet, Patient beschwerdefrei
deutliche Besserung: Seit Beginn der Therapie keine Beschwerden mehr, jedoch noch in Therapie befindlich
Besserung: Noch kleine Etagenwechsel bzw. andere Beschwerden vorhanden

---

1 Der Arzt darf bei einer Immuntherapie nie die Hoffnung aufgeben oder an schlechter Compliance des Patienten scheitern. Bei dem Immunsystem hat er es schließlich mit einem intelligenten System zu tun.

Teil II – Empirische Untersuchung

schlechte Compliance			
Anzahl der Patienten	beschwerdefrei	deutliche Besserung	Besserung
121	12	29	80
100%	10%	24%	66%

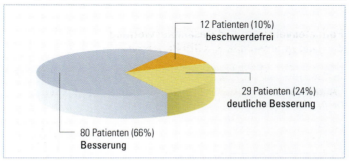

Tabelle 7

beschwerdefrei: Therapie beendet, Patient beschwerdefrei
deutliche Besserung: Seit Beginn der Therapie keine Beschwerden mehr, jedoch noch in Therapie befindlich
Besserung: Noch kleine Etagenwechsel bzw. andere Beschwerden vorhanden

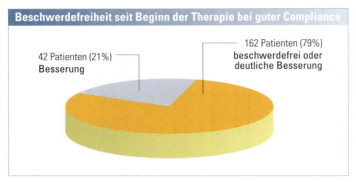

Tabelle 8

beschwerdefrei: Therapie beendet, Patient beschwerdefrei
deutliche Besserung: Seit Beginn der Therapie keine Beschwerden mehr, jedoch noch in Therapie befindlich
Besserung: Noch kleine Etagenwechsel bzw. andere Beschwerden vorhanden

Erfolge des A-S-I-Therapieverfahrens

Dargestellt sind die Behandlungsergebnisse von 153 Patienten, die von 1990 bis Ende 1997 (mit Unterbrechungen) das A-S-I-Therapieverfahren durchführten.

In diesem Zeitraum wurde das inzwischen weiterentwickelte A-S-I-Serum eingesetzt; neben der Serumtherapie kamen verschiedene andere Maßnahmen zur Entlastung und Stimulation des Immunsystems zur Anwendung.

1. Immunsystementlastende Maßnahmen

– Darmsanierung

– Entpilzung des Darmes durch kurzfristige Nystatinbehandlung und langfristige biologische Entpilzung

– Ausreichende Dauervitaminsubstitution

– Einsatz von Antioxydantien

– Leichte Änderung des Eßverhaltens, um die latente Azidose zu bekämpfen

– Direkte Behandlung der latenten Azidose durch ein alkalisches Pulvergemisch[2]

2. Entlastung der Haut

– Hauterstbehandlung mit integrierter Kurzzeitcortisonbehandlung[3], Stop der entzündlichen Vorgänge zwecks Bekämpfung des Juckreizes

– Zufuhr von großen Mengen Feuchtigkeit, um einen normalen Hautturgor zu erreichen: Auftragen einer Hautlotion, die 70% Feuchtigkeit, mehrere Feuchtigkeitsbindemittel sowie Harnstoff enthält

---

2   Dieses Pulver wird in absehbarer Zeit erhältlich sein.

3   Durch Anwendung einer Lotion mit 70 % Feuchtigkeit und 0,010 g Triamcinolonacetonid /100 g Lotion.

– Wesentliche Erhöhung der Wasserbindungsfähigkeit der neu gebildeten Hornschicht durch Einsatz von Harnstoff und anderen NMF

– Normalisierung des Fettgehalts der Hautschichten durch Zufuhr von Pflanzenölen, die rasch und tief in die Haut eindringen

Übergang zu langfristiger Hautpflege

Die Hautpflege wird in der Folgezeit mit der gleichen Lotion plus Harnstoff, jedoch ohne Cortison fortgeführt.
Nach ca. 6 Monaten ist die Hautpflege lediglich 1-2 x wöchentlich nötig. Während dieser Hautpflege werden alle sonstigen Medikamente und Hautpflegemittel[4] abgesetzt.

Durch Bekämpfung des Pruritus kommt es zu einem normalen Schlaf und zu Relaxation auf seelischer Ebene. Das aggressive Kratzen hört auf.

Das Baden in der Badewanne ist während der gesamten Behandlungszeit untersagt, da Wasser die Haut austrocknet. Die bloße Anwendung von Glyzerin und Paraffin ist ebenso verboten. Die Anwendung von Vaseline und ähnlichem wird eingestellt.
Diese Maßnahmen haben zum Ziel, zunächst den Feuchtigkeitsgehalt der Haut zu erhöhen.

Es hat sich gezeigt, daß durch diese Behandlung sogar lichenifizierte Hautstellen in kürzester Zeit verschwinden.

---

4 Die abgesetzten Hautpflegemittel waren teilweise hochprozentige Cortisonverrührungen!

Teil II – Empirische Untersuchung 65

3. Immunstimulation

– Ab einem bestimmten Alter Verabreichung von Zellextrakten

– In vielen Fällen phytotherapeutische Unterstützung

– In seltenen Fällen entsprechende homöopathische Unterstützung

– Immunstimulatorische Wirkung durch einen etwa halbstündigen, kontemplativ ausgerichteten täglichen Spaziergang

– Atemübungen und konzentrative Atemtherapie.
Es gibt eine Vielzahl von Atemübungen, die verschiedene Ziele verfolgen. Hier ist eine Atmung gemeint, die eine Brücke zwischen Gedanken, Empfindungen und Gefühlen schlägt. Empfindungen, wie z. B. Entspannung, Schwere, Wärme etc., haben mit Gefühlen und Emotionen nichts zu tun. Es ist jedoch durchaus möglich, über die Brücke der Atmung und Entspannung Affektdifferenzierung zu betreiben

– Meditation
Viele meditative Schulen sind in den letzten Jahrzehnten nach Europa gekommen. Trotz der Vielfalt der Methodik haben sie alle ein Ziel:
Das harmonische Zusammenfinden von Gedanken, Empfindungen, Gefühlen, Vegetativum, Stoffwechselabläufen, harmonischem Hormonhaushalt etc. Dies hat eine enorme Immunstimulation zur Folge.
Die Ganzheitsmedizin versucht, eine größere Akzeptanz der oben genannten Therapien durch die moderne Schulmedizin, die zum größeren Teil aus Diagnostik besteht, zu erreichen

− Sport ist ein Immunstimulanz, soweit dabei keine körperliche Überbelastung oder Streß entsteht, der Ehrgeiz keine übergeordnete Rolle spielt und die sportliche Betätigung nicht leistungsorientiert betrieben wird

− Akupunkturbehandlung

Es versteht sich von selbst, daß nicht alle genannten therapeutischen Maßnahmen bei jedem einzelnen Neurodermitiker eingesetzt worden sind. Insbesondere können einige bei Säuglingen, Kleinkindern und dem größten Teil der Jugendlichen nicht angewendet werden.

Es wurde so verfahren, daß das eine oder andere therapeutische Prinzip je nach Bedarf und je nach Laborbefunden eingesetzt wurde. Gerade in diesem Bereich ist der Arzt auf eine gute Compliance des Patienten angewiesen. Leider werden diese Therapien dem Patienten lästig, nachdem die Haut keine Ekzeme mehr zeigt. Der Abbruch dieser Therapien ist aber nicht im Sinne des A-S-I-Therapieverfahrens. Der harmonisierenden Wirkung von Atemübungen, Psychotherapie und Meditation kommt eine sehr große Rolle zu, auch in bezug auf andere bestehende Krankheiten (Bluthochdruck etc.).

Anzahl der notwendigen Therapien

Wie aus der Tabelle 9 ersichtlich ist, haben die meisten Patienten (100 von 153) nur eine einzige Behandlung mit der A-S-I-Therapie benötigt.

Anzahl der notwendigen Therapien		
1 Therapie	100	Patienten
2 Therapien	39	Patienten
3 Therapien	11	Patienten
4 Therapien	2	Patienten
ohne Angabe	1	Patient
Gesamt:	**153**	**Patienten**

Tabelle 9

Wenn nach Ablauf der ersten A-S-I-Therapie keine Beschwerden mehr bestehen, wird der Patient nach ca. 3 Monaten zu einer letzten Besprechung und körperlichen Untersuchung bestellt. Danach wird abgewartet. Die Psychotherapie sollte jedoch weitergeführt werden. Bei der Behandlung von Kindern ist eine begleitende psychologische Schulung der Mutter von größter Wichtigkeit. Die Mutter lernt, mit den Emotionen des Kindes besser umzugehen und seine normale psychische Reifung besser zu unterstützen.

Schon Spitz hat beweisen können, daß die Neurodermitis des Kindes bei der Mutter enorme negative Emotionen verursacht (die sie abwehrt) und die Mutter neurotisieren kann. Erst im Rahmen der psychologischen Schulung stößt man auf solche Veränderungen und kann heilend in die Gesamtdynamik der Familie eingreifen.

Sehen wir von der Weiterführung der psychotherapeutischen Betreuung ab, so ist beim Fehlen von Ekzemstellen bzw. der atopischen Dermatitis eine zweite A-S-I-Therapie nicht mehr notwendig.

Dabei ist zu beachten, daß das A-S-I-Serum genauso arbeitet wie ein Impfserum. Das heißt, es ist nicht vorauszusagen, wieviele Jahre das Immungedächtnis die Strukturinformationen der

aggressiven Antikörper behalten wird. Es ist immer damit zu rechnen, daß durch verschiedene Geschehnisse im Bereich des Immunsystems bzw. des Stoffwechsels oder im psychischen Bereich neue Konstellationen entstehen, die Krankheiten verursachen und entweder einen Etagenwechsel oder die Neurodermitis selbst wieder auslösen.
Für den Patienten ist ein solcher Rückfall, der u. U. nach 5, 10 oder 15 Jahren erfolgen kann, kein hoffnungsloses Schicksal, da er über die Therapie und deren Wirkung Bescheid weiß und lediglich seinen Hausarzt aufsuchen muß, um die zweite Therapie zu beginnen.

Die Erfahrung eines immungestörten Patienten mit der A-S-I-Therapie führt dazu, daß seine Ängste in bezug auf neue Schübe bzw. neues Aufbrechen der Krankheit verschwinden und daß er im Laufe der Zeit die unbewußte Hoffnungslosigkeit verliert, was zu einer Dauerentlastung des Immunsystems führt.

Die folgende Tabelle soll auf einen Blick die Quoten der Beschwerdefreiheit bei Patienten aller Altersgruppen sichtbar machen.
Da die Behandlung bei Neurodermitis und verschiedenen Ekzemarten mit der leicht steroidhaltigen Körperlotion beginnt (kurz behandeln, schnell ausschleichen und in die cortisonfreie Hautpflege mit Harnstoff übergehen), setzt die Beschwerdefreiheit bereits nach einigen Tagen ein. Diese schnelle Besserung der Haut hat zur Folge, daß die Patienten – bei Kindern auch die Eltern – nach langen Jahren erstmals gut schlafen können.
Die Ausmerzung des Pruritus hat eine enorm positive Wirkung auf die vertrauensvolle Beziehung zwischen Arzt und Patienten (bzw. zwischen Kindesmutter und Arzt). Die aufkommende Hoffnung hat auch großen Einfluß auf die Disziplin des Patienten, auf die der Arzt so sehr angewiesen ist.

Teil II – Empirische Untersuchung

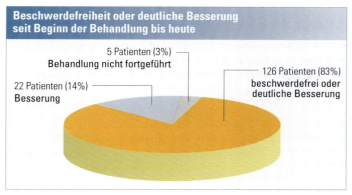

Tabelle 10

beschwerdefrei: Therapie beendet, Patient beschwerdefrei
deutliche Besserung: Seit Beginn der Therapie keine Beschwerden mehr, jedoch noch in Therapie befindlich
Besserung: Noch kleine Etagenwechsel bzw. andere Beschwerden vorhanden

Gesamtauswertung der Behandlung von 153 Patienten mit dem A-S-I-Therapie-Verfahren zwischen 1990 und Ende 1997

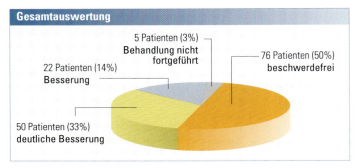

Tabelle 11

beschwerdefrei: Therapie beendet, Patient beschwerdefrei
deutliche Besserung: Seit Beginn der Therapie keine Beschwerden mehr, jedoch noch in Therapie befindlich
Besserung: Noch kleine Etagenwechsel bzw. andere Beschwerden vorhanden

Auswertung der Behandlung mit dem A-S-I-Therapie-Verfahren unter Berücksichtigung verschiedener Altersgruppen zwischen 1990 und Ende 1997

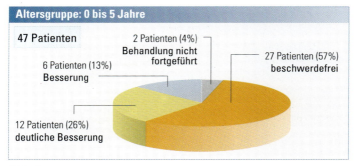

Tabelle 12

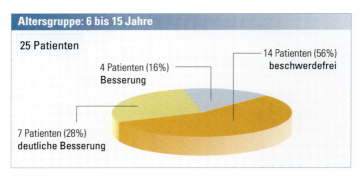

Tabelle 13

beschwerdefrei: Therapie beendet, Patient beschwerdefrei
deutliche Besserung: Seit Beginn der Therapie keine Beschwerden mehr, jedoch noch in Therapie befindlich
Besserung: Noch kleine Etagenwechsel bzw. andere Beschwerden vorhanden

72 *Teil II – Empirische Untersuchung*

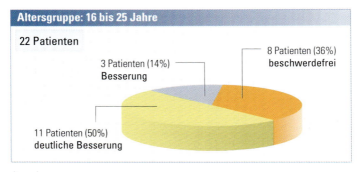

Anmerkung:
In dieser Altersgruppe ist der Anteil der Patienten, die sich noch in Behandlung befinden, höher als in den anderen Altersgruppen.

Tabelle 14

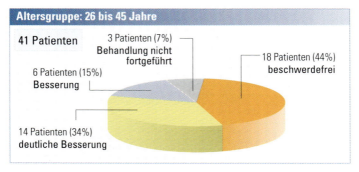

Anmerkung:
Bei den Patienten ab dem 40. Lebensjahr wurden Zellextrakte eingesetzt.

Tabelle 15

beschwerdefrei: Therapie beendet, Patient beschwerdefrei
deutliche Besserung: Seit Beginn der Therapie keine Beschwerden mehr, jedoch noch in Therapie befindlich
Besserung: Noch kleine Etagenwechsel bzw. andere Beschwerden vorhanden

Teil II – Empirische Untersuchung

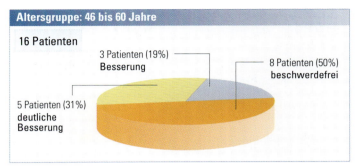

Tabelle 16

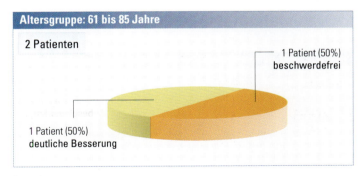

Anmerkung:
Bei Patienten über 60 Jahren werden die erwähnten Begleittherapien neben der Serumbehandlung immer wichtiger.
Ab 70 Jahren nimmt die Wirkung einer Psychotherapie als entlastende Maßnahme ab; nicht jedoch die Wirkung von Atemtherapie und Meditation.

Tabelle 17

beschwerdefrei: Therapie beendet, Patient beschwerdefrei
deutliche Besserung: Seit Beginn der Therapie keine Beschwerden mehr, jedoch noch in Therapie befindlich
Besserung: Noch kleine Etagenwechsel bzw. andere Beschwerden vorhanden

Gesamtauswertung der Behandlung von 153 Patienten mit dem A-S-I-Therapie-Verfahren zwischen 1990 und Ende 1997

Gesamtauswertung					
Anzahl der Patienten	Alter	beschwerdefrei	deutliche Besserung	Besserung	Behandlung nicht fortgeführt
47 100%	0 – 5	27 57%	12 26%	6 13%	2 4%
25 100%	6 – 15	14 56%	7 28%	4 16%	0 0%
22 100%	16 – 25	8 36%	11 50%	3 14%	0 0%
41 100%	26 – 45	18 44%	14 34%	6 15%	3 7%
16 100%	46 – 60	8 50%	5 31%	3 19%	0 0%
2 100%	61 – 85	1 50%	1 50%	0 0%	0 0%
153 100%	**Gesamt:**	**76 50%**	**50 33%**	**22 14%**	**5 3%**

Therapieergebnis auf einen Blick:			
Anzahl der Patienten	beschwerdefrei und deutliche Besserung	Besserung	Behandlung nicht fortgeführt
153 100%	126 82%	22 14%	5 3%

Tabelle 18

Gesamtauswertung der Behandlung von 153 Patienten mit dem A-S-I-Therapie-Verfahren zwischen 1990 und Ende 1997 – Patientenverhalten

gute Compliance/111 Patienten			
Anzahl der Patienten	beschwerdefrei	deutliche Besserung	Besserung
111	66	35	10
100%	59%	32%	9%

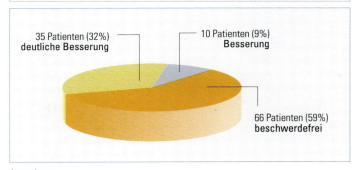

Anmerkung:
Patientenverhalten diszipliniert

Tabelle 19

beschwerdefrei: Therapie beendet, Patient beschwerdefrei
deutliche Besserung: Seit Beginn der Therapie keine Beschwerden mehr, jedoch noch in Therapie befindlich
Besserung: Noch kleine Etagenwechsel bzw. andere Beschwerden vorhanden

schlechte Compliance/42 Patienten			
Anzahl der Patienten	beschwerdefrei	deutliche Besserung	Besserung
42 100%	10 24%	15 36%	17 40%

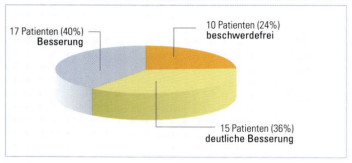

Anmerkung:
Patientenverhalten undiszipliniert

Tabelle 20

beschwerdefrei: Therapie beendet, Patient beschwerdefrei

deutliche Besserung: Seit Beginn der Therapie keine Beschwerden mehr, jedoch noch in Therapie befindlich

Besserung: Noch kleine Etagenwechsel bzw. andere Beschwerden vorhanden

Ein Überblick über die Therapieergebnisse von 172 Patienten vor 1990

Bei dieser Patientengruppe wurde das A-S-I-Serum ohne begleitende Therapiemaßnahmen eingesetzt

Anzahl der erforderlichen A-S-I-Therapien			
1	Therapie	102	Patienten
2	Therapien	44	Patienten
3	Therapien	16	Patienten
4	Therapien	7	Patienten
ohne Angabe		3	Patienten
	Gesamt:	**172**	**Patienten**

Anmerkung:
In dieser Tabelle sind die Zahlen der Therapieabbrüche bis auf 3 Patienten nicht berücksichtigt.

Tabelle 21

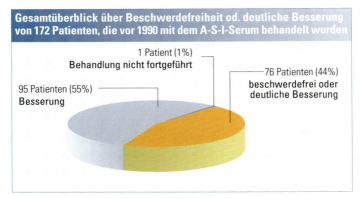

Anmerkung:
Diese Tabelle gibt die Beschwerdefreiheit aller Patienten wieder, die nur mit dem A-S-I-Serum ohne Begleittherapie behandelt wurden.

Tabelle 22

beschwerdefrei: Therapie beendet, Patient beschwerdefrei

deutliche Besserung: Seit Beginn der Therapie keine Beschwerden mehr, jedoch noch in Therapie befindlich

Besserung: Noch kleine Etagenwechsel bzw. andere Beschwerden vorhanden

Teil II – Empirische Untersuchung

Auswertung des Therapieerfolgs bei 172 Patienten, die vor 1990 mit dem A-S-I-Serum behandelt wurden

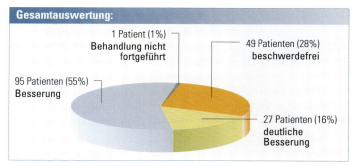

Anmerkung:
Diese Tabelle zeigt deutlich, daß der bloße Einsatz des Therapieserums ohne therapeutische Begleitmaßnahmen (und ohne Psychotherapie!) bedeutend niedrigere Heilquoten aufweist, als die Therapie mit integrierter psychotherapeutischer Unterstützung nach 1990 (siehe zuerst vorgestellte Gruppe).

Tabelle 23

beschwerdefrei: Therapie beendet, Patient beschwerdefrei
deutliche Besserung: Seit Beginn der Therapie keine Beschwerden mehr, jedoch noch in Therapie befindlich
Besserung: Noch kleine Etagenwechsel bzw. andere Beschwerden vorhanden

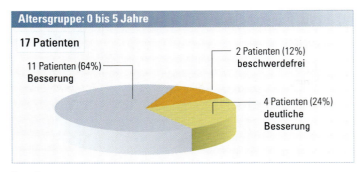

Anmerkung:
Es ist sehr wahrscheinlich, daß die schlechte Heilungsquote der Patienten dieser Altersgruppe mit der Vorgehensweise der Kindesmutter zusammenhängt (darüber wurde in dieser Arbeit schon berichtet).

Tabelle 24

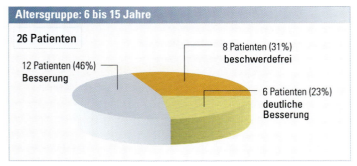

Tabelle 25

beschwerdefrei: Therapie beendet, Patient beschwerdefrei
deutliche Besserung: Seit Beginn der Therapie keine Beschwerden mehr, jedoch noch in Therapie befindlich
Besserung: Noch kleine Etagenwechsel bzw. andere Beschwerden vorhanden

Teil II – Empirische Untersuchung

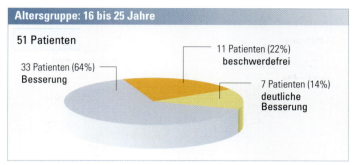

Tabelle 26

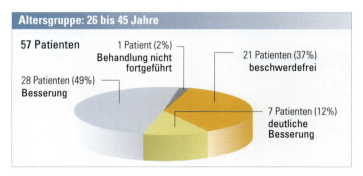

Anmerkung:
Bei dieser Altersgruppe ist eine bessere Therapiedisziplin zu vermuten.
Tabelle 27

beschwerdefrei: Therapie beendet, Patient beschwerdefrei
deutliche Besserung: Seit Beginn der Therapie keine Beschwerden mehr, jedoch noch in Therapie befindlich
Besserung: Noch kleine Etagenwechsel bzw. andere Beschwerden vorhanden

82 *Teil II – Empirische Untersuchung*

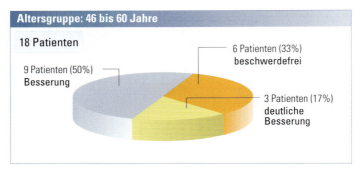

Tabelle 28

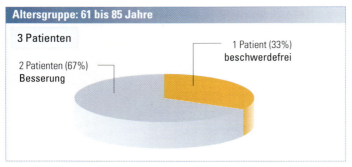

Tabelle 29

beschwerdefrei: Therapie beendet, Patient beschwerdefrei
deutliche Besserung: Seit Beginn der Therapie keine Beschwerden mehr, jedoch noch in Therapie befindlich
Besserung: Noch kleine Etagenwechsel bzw. andere Beschwerden vorhanden

Gesamtübersicht über die Compliance von 172 Patienten, die vor 1990 das Therapieserum wegen Neurodermitis bzw. Ekzemen eingenommen haben

gute Compliance/93 Patienten			
Anzahl der Patienten	beschwerdefrei	deutliche Besserung	Besserung
93 100%	47 51%	14 15%	32 34%

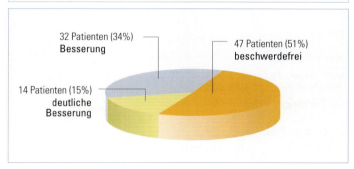

Anmerkung:
Patientenverhalten diszipliniert

Tabelle 30

beschwerdefrei: Therapie beendet, Patient beschwerdefrei
deutliche Besserung: Seit Beginn der Therapie keine Beschwerden mehr, jedoch noch in Therapie befindlich
Besserung: Noch kleine Etagenwechsel bzw. andere Beschwerden vorhanden

schlechte Compliance/79 Patienten			
Anzahl der Patienten	beschwerdefrei	deutliche Besserung	Besserung
79	2	14	63
100%	3%	18%	79%

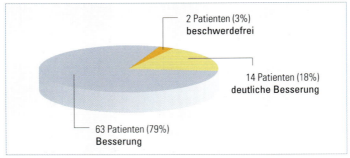

Anmerkung:
Patientenverhalten undiszipliniert

Tabelle 31

beschwerdefrei: Therapie beendet, Patient beschwerdefrei
deutliche Besserung: Seit Beginn der Therapie keine Beschwerden mehr, jedoch noch in Therapie befindlich
Besserung: Noch kleine Etagenwechsel bzw. andere Beschwerden vorhanden

Gesamtauswertung der Behandlung von 172 Patienten mit dem A-S-I-Serum vor 1990

Anzahl der Patienten	Alter	beschwerdefrei	deutliche Besserung	Besserung	Behandlung nicht fortgeführt
17 100%	0 – 5	2 12%	4 23%	11 65%	0 0%
26 100%	6 – 15	8 31%	6 23%	12 46%	0 0%
51 100%	16 – 25	11 22%	7 14%	33 64%	0 0%
57 100%	26 – 45	21 37%	7 12%	28 49%	1 2%
18 100%	46 – 60	6 33%	3 17%	9 50%	0 0%
3 100%	61 – 85	1 33%	0 0%	2 67%	0 0%
172 **100%**	**Gesamt:**	**49** **28%**	**27** **16%**	**95** **55%**	**1** **1%**

Therapieergebnis auf einen Blick:

Anzahl der Patienten	beschwerdefrei und deutliche Besserung	Besserung	Behandlung nicht fortgeführt
172 100%	76 44%	95 55%	1 1%

Anmerkung:
Man sieht sofort, daß die Heilungsquote beim Einsatz des A-S-I-Therapie-Verfahrens ohne Anreicherung und ohne Begleittherapie rapide sinkt.

Tabelle 32

Literatur

(1) Immunologie, ein Lehrbuch, herausgegeben von DiethhardGemsa u. a. 4. Auflage. Georg Thieme-Verlag 1997

(2) Medical Tribune Nr. 20; 16.05.1997

(3) Asthma bronchiale Neurodermitis Ekzem – ohne Diät heilbar.
Dr. med. F. Farrokhzad. Ridder-Verlag 1998

(4) Zeitschrift Stern; Heft Nr. 27; 26.06.1997; Seite 35

(5) Westfälische Rundschau

(6) Franz Alexander. Psychosomatische Medizin 1954

(7) Shimshomi. Aus der Zeitschrift Kassenarzt Nr. 51/52; Dezember 1997

(8) Prof. Kerekjartho. Sandorama. 4/1978

(9) Frau Prof. Middendorf. Atemtherapie. Berlin

(10) Zeitschrift Bunte 78. Ayurveda; Heft 1/98; Seite 80

(11) Seelische Faktoren bei Hautkrankheiten von Gieler - K.A. Bosse, 2. Auflage. Hans Huber-Verlag

(12) Rene-Spitz; Vom Säugling bis Kleinkind. Klett-Verlag Stuttgart 1977

Teil II – Empirische Untersuchung 87

---

(13) Bräutigam. W. Christian, P. Psychosomatische Medizin. Thieme-Verlag 1973

(14) Becker / Lüdecke. Psychosomatische Medizin. Kohlhammer / Stuttgart

(15) A. Hellwig u. a. Vandehoeck & Ruprecht-Verlag;1993/ Göttingen

(16) Kuzemko. Ist Ihr Kind allergisch? Jopp-Verlag.1990/ Wiesbaden

(17) Achenbeck. Neurodermitis. Thieme-Verlag 1989

(18) Dangela u. a. Neurodermitis. Verlag Herder 1992

(19) Kaschel. Neurodermitis. Hauck-Verlag. Heidelberg 1990

.... Alles Wissenswerte über das ....

» A-S-I-Therapie-Verfahren «

Bestellkarte

Hiermit bestellen wir

☐ Exemplar(e)   (je) DM 48,–

**Asthma bronchiale
Neurodermitis
Ekzem**

ohne Diät heilbar

☐ Exemplar(e)   (je) DM 42,–

**Neurodermitis
Ekzem**

*Eine empirische Untersuchung der Behandlung
325 Neurodermitis- und Ekzemkranker
in einem Zeitraum von 12 Jahren*

Datum: _____

Unterschrift: _____

Bitte Absender auf der Rückseite nicht vergessen!

Erhältlich beim
Ridder-Verlag, Iserlohn
und natürlich im Buchhandel!

Bestellkarte

Bitte freimachen

An

**Ridder Verlag
Klopstockstraße 24**

58636 Iserlohn

Bestellung

(Siehe Rückseite)

Absender:

Name:

Straße:

PLZ, Ort:

Telefon: